供临床、护理、检验、针灸推拿、影像等专业用

医学机能学实验教程

主　审　秧茂盛

主　编　李先辉　李春艳

副主编　彭湘萍　彭英福

编　者　（按姓氏笔画排序）

田荣波　吕江明　李先辉　李春艳

何　玲　张　洁　袁带秀　贾　薇

高　辉　彭英福　彭湘萍

电子工业出版社

Publishing House of Electronics Industry

北京·BEIJING

图书在版编目（CIP）数据

医学机能学实验教程/李先辉，李春艳主编. —北京：电子工业
出版社，2018.9

ISBN 978-7-121-34960-7

Ⅰ.①医… Ⅱ.①李…②李… Ⅲ.①实验医学–高等学校–教材

Ⅳ.①R3-33

中国版本图书馆 CIP 数据核字（2018）第 199381 号

责任编辑：王梦华

特约编辑：汪信武

印　　刷：北京虎彩文化传播有限公司

装　　订：北京虎彩文化传播有限公司

出版发行：电子工业出版社

　　　　　北京市海淀区万寿路 173 信箱　　邮编：100036

开　　本：787×1092　1/16　　　　印张：9.5　　　　字数：210 千字

版　　次：2018 年 9 月第 1 版

印　　次：2024 年 7 月第 9 次印刷

定　　价：29.00 元

凡所购买电子工业出版社图书有缺损问题，请向购买书店调换。若书店售缺，请
与本社发行部联系，联系及邮购电话：（010）88254888，88258888。

质量投诉请发邮件至 zlts@phei.com.cn，盗版侵权举报请发邮件到 dbqq@phei.com.cn。

本书咨询联系方式：QQ 375096420。

前　言

　　机能实验学是以生理学、病理生理学、药理学为基础，通过对三学科实验教学的优化、融合、整合后重组的一门独立的以实践教学为主的综合性学科。这门课程主要是以动物实验为手段，探讨机能活动规律及其在疾病状态或药物干预下的变化规律及其机制，是重要的医学基础课程之一。

　　结合国内医学院校课程体系改革的实践经验，应用有关学校教学改革的成果，并为满足我院机能学实验课程教学的需要，我们编写了《医学机能学实验教程》一书。

　　该书将部分生理学、病理生理学、药理学的三学科的单项实验进行了综合性设计，使之能相互融合，实现教学资源的共享及合理配置，删减重复实验，减少单纯验证性实验。按人体系统机能设置综合性实验，即在一项实验中能观察到实验动物的生理学变化、病理生理学变化和药物作用后的变化，加强了基础医学与临床医学的联系，为医学生后续的医学专业课知识的学习打下基础。

　　通过开展设计性实验，以期增强学生的实际动手操作能力，培养自学能力和创造能力。由于现代医学模式从原来的纯生物医学模式向生物—心理—社会医学模式转变，培养创造性人才是我们目前及未来教学工作中的任务和追求的目标。本课程根据教学大纲的要求，结合本校教学实际，因地制宜地安排教学内容。通过改进教学内容和实验教学方法，希望对提高医学生的创造精神、创新意识、综合分析和解决问题的能力有所帮助，在教学实践中让学生具备一定的科研思路和初步的科研设计能力。

　　该书根据综合探索性课程的教学要求和特点，坚持综合性、系统性、科学性、先进性和探索性的原则，教学内容由五个篇章组成。第一篇为机能实验学基本知识和技能部分，比较系统地介绍了机能实验学基本知识、实验动物的选择，生物实验记录仪器的使用等内容。第二、三、四篇分别为基础性、综合性、设计性实验部分，其中基础性实验部分九项，用以保证学生的基本理论和基本知识的学习；综合性实验十项，用以培养学生的知识应用和实践能力；设计性实验六项，由探索性实验研究组成，主要培养学生的科学探索能力和创新精神。第五篇为 VBL-100 医学机能虚拟实验室及其虚拟实验系统的操作使用，是作为机能实验学实体实验教学的重要补充，同时也有利于以"实"（实开实验）立"虚"（虚拟实验），以"虚"促"实"，"虚""实"并举，拓宽医学机能学的教学领域，创新机能学实验教学方法与思路。

附录部分列出了我院 2013 级临床医学专业五年制《医学机能学实验》课程实施计划，以供下一年级学生使用本指导书时能预习相关教学内容。同时列出了药物实验剂型、剂量与样本含量的确定及大鼠血清的制备方法，以供学生进行设计性实验时的参考，培养学生的独立思考能力。

本书适用于临床医学、护理学、针灸推拿学、医学影像学等专业的本科及护理学专科等层次学生使用。

本书在编写过程中，得到了许多老师和同学们的关注与支持，提出了很多中肯的建议，特别是秧茂盛教授的精心审核，使得本书能顺利出版，在此一并表示衷心的感谢。

限于编者的学术水平和编写能力，加之时间仓促，书中难免存在不妥和错误之处，欢迎同行和同学们批评指正。

李先辉　李春艳

2018 年 6 月

目　录

第一章　绪　论

一、概　述

1. 实验教学改革背景　新中国成立之初，高等医学实验教育存在的问题突现：实验室功能结构单一，实验技术纵横联系少，师生技术训练面窄，实验设备陈旧、落后，实验教学设备、资源失调、浪费，验证性、简单性实验内容占主流，学科间实验课程脱节，忽略基本技能训练，整体技能训练缺乏系统性、连续性，实验课教学内容的重叠，等等。这些问题极大地制约了学生提高动手能力及对学科间的相互交叉与渗透更新的理解；不适合高素质、复合型人才的培养，也不利于教师实验技术队伍的建设与发展。因此，医学教育改革呼声渐高。为达到临床医学专业认证目标，以学生素质能力培养为主线，由单一知识传授向多学科专业知识传授的渗透、由培养单一素质教育向培养综合素质教育的渗透、由单纯学习知识教育向增强创新精神教育渗透的教学模式改革风生水起，高等医学实验教育逐渐出现了新局面。加上专业认证使"医学教育国际标准"和"本科医学教育全球标准"的本土化，为符合临床医学专业认证的要求与国际对接促进了医学教育改革，提高了医学教育质量。倡导以学生为中心，培养学生自学与创新能力，变被动学习为主动学习，推进课程纵向和横向整合的医学教育改革模式方兴未艾，如火如荼，也必将成为医学教育改革的发展方向。因此，培养"基础厚、口径宽、能力强"的创造性人才及培养适应"5+3"模式人才的要求，亦将成为医学教育工作者的宗旨和追求的目标。

机能实验学由此应运而生。这是一门以实验操作为主的学科，以综合性实验、设计性实验为主要内容，建立以观察正常—复制病理—纠正异常为主线的一体化综合机能实验教学模式。

2. 机能实验学的构成、培养目标与意义

（1）**构成**：机能实验学是研究组织器官功能代谢变化的实验方法与技术的一门学科，打破了学科间界限，即将生理学、病理生理学、药理学三学科的单项实验教学内容进行了重新组合和综合性设计，使之能相互融合。删减了原三学科都需完成的一些重复性实验，减少单纯验证性实验，按人体系统机能设置综合性实验，即在一项教学内容中能观察到实验动物的生理学变化、病理生理学变化和药物作用后的变化。

（2）**培养目标**：建立以"学生为主体、教师为主导"的课堂教学新模式。充分调动学生的学习兴趣，保证教学质量，使学生掌握机能实验学的基本实验技能，提高学生的动手能力，适应科技社会的发展。坚持教学改革的方向，不断提高教学质量，建成师资结构合理、教学意识强、资料齐全、手段现代化、教学效果好和质量高的优秀课程。分层次建设机能实验学教学互动网页，逐步将机能实验学课程资源和相关参考资料上网，使更多的学生与教师保持联系和交流。同时通过综合、设计性实验教学为主对学生进行训练，以期提高医学生的创造精神、创新意识及综合分析和解决问题的能力，使学生具备一定的科研思路和初步的科研设计能力。

（3）意义：①有效地实现教学资源的共享及合理配置，极大地减少浪费；②有效地改变传统的教学模式，即那种只单一注重对理论知识的验证和巩固，而忽视实验技能和综合运用知识能力的培养的模式；③有利于加强知识运用的前后联系和横向联系，实现实验教学质量的提高；④改进基础医学实验教学内容和课程体系；⑤促进基础医学与临床医学的联系，为医学生后续的医学专业知识的学习打下基础；⑥通过创新性实验的教学和培训，提高医学生的创造精神、创新意识，以及综合分析和解决问题的能力和具备初步的科研设计的才能。

3. **机能实验学教学内容、课程体系的构建与设置**　教学内容的设置，需体现与各基础医学学科间形成一种"分而不离、合而不拘、方向一致、相互推动"的特色，为此将机能实验学分为 3 个教学环节即三段式进行（图 1–1）。第一环节为基本技能训练阶段。教学内容包括机能实验学的概念、改革的背景、实验动物的选择、机能实验仪器器械的使用、医学科研的基本原理和方法等，本阶段以理论讲授和基本技能训练为主，为综合性及拓展性实验奠定基础。第二环节为基础性实验与综合性实验阶段。根据我院的实际，因地制宜，将生理学、病理生理学、药理学的内容进行有机筛选和整合，拟定综合性教学项目，并对这些实验项目进行重新设计，即在一个动物身上连续进行多项实验，观察多个生理学指标在不同时间、施加不同条件（因素）情况下的变化；在同一动物活体或组织器官上观察生理现象、病理改变及药物作用效应。第三环节为拓展性教学阶段即设计性实验与创新性实验阶段。借湘西民族药物的研究平台和研究成果，同时依托教师的部分科研内容等拓展教学活动，并要求学生初步结合实验结果进行药物作用机制的研究和探讨。基本程序包括：①查阅文献、选题、撰写综述文章及开题报告；②造模开展预实验；③修正、制订实验研究方案和技术路线；④正式实验，包括实验操作过程、结果记录、数据处理，资料检索及撰写论文。

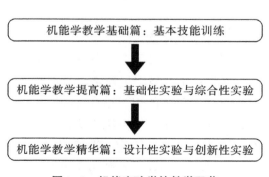

图 1–1　机能实验学的教学环节

二、机能实验学教学目的与要求

（1）掌握机能实验学的基本理论和基本实验技能，熟悉常用仪器设备的正确使用。

（2）重视实验课程，养成认真操作，仔细观察，准确记录，正确分析结果的科学态度，并写出规范的实验报告。

（3）养成自学、独立工作、分析和解决问题的习惯，提高综合素质，为后续课程的学习和工作打好基础。

（4）自主增强求知和探索欲望，具有创新意识。

（5）本课程结束时，应圆满完成机能学实验大纲规定的任务，成绩合格。

三、实验报告的撰写

1. 撰写要求

（1）格式准确规范。

（2）切忌篡改数据。

2. 撰写重点　资料（记数或计量）整理，剪贴，统计，分析讨论。

3. 撰写内容

（1）一般情况介绍。

（2）实验名称：如"家兔呼吸运动调节及其药物影响"。

（3）实验目的和实验原理：实验类型，用何种动物、方法及实验技术复制实验动物模型，观察指标或项目，实验预期目的。

（4）实验动物：包括种属、名称、性别、体重及健康状况。

（5）药品及器材：只要求写主要的药品与器材。

（6）观察指标。

（7）实验方法与步骤：可简写。

（8）实验结果：要及时记录原始资料（包括原始数据、图表、仪器输出的打印结果）进行归类、条理化、系统化整理和计算处理。有三种表达方式：①叙述式，客观性叙述，切忌使用不确定性词语。②表格式，所列表格要有标题和计量单位。③简图式，如直线或曲线图，用于两种或两种以上的实验现象之间的对应关系；直方图、比例图用于归类数据的叙述。上述三种方式也可并用。

（9）实验结果分析与讨论：即为什么会有这样的结果。从所学理论进行分析，阐明因果关系、一般性规律和特殊性规律之间的关系，并对实验过程中出现的"异常现象"进行分析。语言要客观，实事求是，不要杜撰。

（10）实验结论：简明扼要，高度概括，符合逻辑。

四、实验室守则

请详细阅读实验教材或实验室里的规章制度。

（1）上课前认真预习实验内容，做到胸有成竹，熟悉实验教学的整个过程，包括实验目的、原理和方法、步骤和注意事项等。

（2）准时到达实验室，遵守纪律，特殊情况需外出或早退者，应向指导教师请假，征得同意后方可离开。进入实验室，应规范化穿好工作服，戴好工作帽保持安静，不得大声喧哗和进行任何与实验无关的活动；不得穿背心、拖鞋或吊带裙入室。实验室内严禁吸烟、进食。

（3）实验中按照操作规程和指导老师的要求进行实验，认真操作，细心观察，及时如实记录实验数据和结果。

（4）坚持实验器材的领还制度，主讲教师讲解实验前，各小组安排一位同学到相应的预备室领取相关器材，按实验教学项目清单清点数量。如有数量不符或缺损应补齐或调换，核对无误后签名领取。实验完毕时各小组将本组的实验器材洗净、擦拭干净，清点数量并摆放整齐后送到预备室，由实验老师清点认可签名后方可离开。如有损坏，登记后酌情处理；如有遗失，应登记并赔偿。

（5）各小组的实验仪器和器材各自保管使用，不得随意与他组调换挪用，如需补发增添时，应向指导教师申报理由，经同意后方能补领。公用物品用毕即刻放回原处。

（6）使用贵重仪器应严格遵守操作规程。实验者在未熟悉实验仪器、设备性能和使用要点以前，勿动手操作。如遇仪器损坏或机件不灵，应报告指导教师，以便及时修理或更换，不得擅自拆修和调换。

（7）爱护仪器设备和实验动物，遵从动物福利。节约用水、用电和实验材料，使用或洗涤实验器材时应小心仔细，轻拿轻放。实验物品（包括实验动物）未经批准不得擅自带离实验室。

（8）保持实验室清洁整齐。实验台面保持整洁，仪器、试剂摆放整齐。试剂用毕立即盖严，放回原处。严禁瓶盖、药勺、移液管混杂使用。使用易燃物品时应远离火源。用试管加热管口不能对准人。不得将强酸、强碱、有毒物品抛洒在实验台或地上。

（9）实验完毕后，各实验器材复位。动物尸体及废品放到指定地点。实验废弃物如废纸、空安瓿、牙签、棉签、采血针、碎玻璃、电泳后凝胶及其他固体废物应倒进垃圾桶内，严禁倒入水槽和下水道。强酸、强碱严禁直接倒入下水道，而应先稀释，然后倒入水池，再用大量自来水冲走。毒害性实验材料要倾倒在指定地点，绕一处理。

（10）卫生委员在实验完毕后安排值日学生自觉搞好室内卫生，倒掉垃圾，关好水、电、窗户，请实验室负责老师检查验收后关门离开。

（11）"三废"处理，按实验室管理相关工作规程和制度进行处理。

五、分组参观实验室

在老师组织下参观基础医学实验室，了解布局、仪器设备及其功能等，主要是熟悉 BL-420E 生物机能实验系统的操作与使用。

第二章　实验动物的选择

一、实验动物在医学发展中的地位和作用

医学研究的主要任务是预防与治疗人类的疾病，保障人民健康。它是通过临床研究和实验室研究两个基本途径来实现的，不论临床研究还是实验室研究均离不开使用实验动物。此外，在药品、生物制品、农药、食品、添加剂、化工产品、化妆品、航天、放射性和军工产品的研究、试验与生产中，在进出口商品检验中，实验动物都是不可缺少的材料。作为临床前模型和"活的精密仪器"，其作用是不可替代的；并且总是作为人类的替身，去承担安全评价和效果试验。在生命科学领域内一些研究课题的确立，成果水平的高低，都决定于实验动物的质量。没有它，我们的科学实验就不能在时间、空间和研究者之间进行比较，我们的科研成果、论文就不能在国际上进行交流，不会受到国际的公认，生命科学就不能走向世界。根据统计，世界上生物医学研究论文的 60% 以上是采用实验动物来进行的。可见动物实验在医学的发展过程中起着极其重要和推动性的作用。

在生命科学研究领域内，进行实验研究所需要的基本条件可以总括为：实验动物（animal）、设备（equipment）、信息（information）和试剂（reagent）。

我们可以把它们看作是生命科学实验研究中的基本要素，可简称为 AEIR 要素。这4 个基本要素在整个生命科学研究实验中具有同等重要的地位，是不能忽略或偏废的。

二、实验用动物的基本概念及分类

（一）实验用动物的概念

实验用动物就是指一切用于实验的动物，其中除了符合严格要求的实验动物（laboratory animal）外，还包括家畜（产业家畜和社会家畜）、野生动物和观赏动物，这几类统称为实验用动物（animal for research，experimental animal）。

（二）实验用动物的分类

1. 按实际用途分类

（1）实验动物：经人工培育，对其携带的微生物实行控制，遗传学背景明确或来源清楚，用于科学研究、教学、生物制品或药品鉴定及其他科学实验的动物。

（2）家畜（禽）：以满足人类社会生活需要而产生的动物。

（3）野生动物：直接从野外捕获的动物。

（4）观赏动物（exihibiting animals）：是指作为人类玩赏或公园里供人观赏而饲养的动物，如踏车小白鼠、玩赏犬和玩赏猫等。

在动物实验上，特别重视反应的重复性，这几类动物有较大的差异。所谓反应的重复性是指不同的实验工作者，在不同的实验地点，不同的时间，用同一品系动物所做的实验，几乎没有差异地均能获得相同的结果。这就希望动物实验能达到像化学分析天平称量那样的精确度。

2. 按遗传学控制方法分类　根据基因纯合的程度，把实验动物分为如下几类：

（1）近交系动物：一般称之为纯系动物，是采用兄妹交配或亲子交配（父母与子女交配），连续繁殖 20 代以上而培育出来的纯品系动物。一般以小鼠为典型代表。

（2）基因突变动物：在遗传学上不是一个单独的遗传类别，它涉及近交系和封闭群两类动物。基因突变发生在近交系即为同源突变近交系；基因突变发生在封闭群，即为封闭群突变种。

（3）杂交群：也称杂交一代动物或系统杂交动物，是指两个近交品系动物之间进行有计划交配所获得的第一代动物，简称 F1 动物。例如由 C57BL/6J 和 DBA/2 小鼠交配后培育的第一代为 DBF1 或 D2B6F1，C57L/J 和 A/He 交配后的第一代为 LAF1。

（4）封闭群动物：是指一个种群在 5 年以上既不以近交形式进行交配，也不从外部引进新种，仅在封闭条件下的一定群体中进行随机交配繁殖的动物群。

杂种是未经遗传学控制而进行无计划交配繁殖的动物，不属于本分类范围。

3. 按微生物学质量分类

（1）普通动物（conventional animals）：用于普通生物学和基础学科的教学示教，如对比解剖、生理学实习、遗传性状观察等。

要求：不携带主要人畜共患病原和动物烈性传染病病原。

（2）清洁动物（clean animals）：用于普通动物实验，品种系谱清楚，环境符合国标规定的卫生要求。不携带普通动物应排除的病原外，还不携带对动物危害大和对科学研究干扰大的病原。

（3）无特定病原体动物（special pathogen free anamals，SPF）：需剖宫取胎、隔绝母乳并在隔离条件下饲养。除符合"普通动物"和"清洁动物"要求外，只允许有正常不致病菌，无专门指出的特定的病原体。

（4）悉生动物（gnotobiotic animals）："Gnoto" 意为"了解"，而"biotic"则表示生命，即能够了解动物体内有多少种微生物。这种动物的来源是把已知的肠道微生物接种给无菌动物，借以了解某一微生物与宿主的相互关系，或几种微生物之间及它们与宿主的相互关系。故又有单菌动物、双菌动物、三菌动物等名称。

（5）无菌动物（germ free animals）：体内外无任何可检出的生命体，在绝对封闭的无菌环境中饲养。

上述后三种动物，为高级动物实验研究所必需。

三、实验动物的选择原则

在机能实验中，无论急性实验还是慢性实验，都应当正确地选择动物，如果选择得当，则可事半功倍，以最小的代价获得最佳的实验结果。

1. **根据课题研究的目的、内容、水平，选用相匹配的标准化动物**　一切动物实验都是为科学研究服务的，选择实验动物首先要根据研究的内容来选择。蛙的大脑不发达，不可作为高级神经活动的实验；但蛙的脊髓具有最简单的发射中枢，就可作为神经反射弧实验，简单、直观、明确、容易分析。

2. **必要的预试验有助于选择与本课题相适应的实验动物**　动物预试验的作用在于：

（1）初步观察动物是否适宜于本项目的研究。

（2）熟悉动物的生物学特性及饲养管理。

（3）检查与动物实验配套的实验条件、方法是否初步到位。

3. **充分利用与人具有某种相似性的实验动物**　绝大多数生物学与医学研究的最终目的是为人类服务。因此在实际可能的情况下，尽量选择那些生物学特征及解剖生理特点等与人类类似的实验动物。一般来说，实验动物愈高等，进化程度愈高，其机能、代谢、结构愈复杂，反应就愈接近人类；猴、狒狒、猩猩、长臂猿等灵长类动物是最近似于人类的理想动物。但实验动物中，并非仅灵长类动物在生物学特性、解剖生理特点等方面与人具有相似性。

4. **除利用与人具有的相似性以外的实验动物选择原则**

（1）差异性原则：由于物种之差异，各种动物之间存在基因型、组织型、代谢型、易感性等方面的差别，这种差异有时可作为研究课题所需的一种指标或特殊条件。

（2）易化原则：进化程度高或结构机能复杂的动物有时会给实验条件的控制和实验结果的获得带来难以预料的困难。应依据易化原则选择那些结构功能简单而又反映研究指标特质的动物。

（3）相容或匹配原则：所谓"相容"或"匹配"是指所用动物的标准化品质应与实验设计、技术条件、实验方法等条件相适应。在设计实验时不但要了解实验仪器的精度和灵敏性能，了解试剂的品质、性能及试剂和仪器之间的匹配性能，也要了解动物或动物模型对实验手段的反应能力。

避免应用高精仪器、试剂和低品位动物或低反应性能匹配，或用低性能测试手段与高反应性动物相匹配的不相协调的配合。

（4）易获性原则：易获性是理想的实验动物条件之一。

虽然猫、犬、猪及灵长类动物居于较高进化水平，各有其研究价值，尤其是灵长类动物在许多方面有不可替代的优越性；然而这些大动物往往由于其生殖周期较长，繁殖率或产仔率低等弱点而影响其易获性，因而亦影响其被选用，故通常不作首选。

从 Little 1901 年育成第一株近交小鼠至今，已有常用近交系小鼠 260 多系，近交大鼠 100 多系，30 多系近交地鼠，还有近交兔。此外，还有许多啮齿目封闭群、突变系、杂交系动物可供选择。这些动物因繁殖周期短、多胎性等特点，非常易获；且又是小型哺乳动物，在进化上比其他纲的脊椎动物要优越；还有丰富而清楚的背景资料、文献索引，价低、分布又广，故为实验的良好选择。

（5）重现性、均一性原则：该原则为实验结果质量品质所在。若实验结果不能再现或不稳定，则该结果的可靠性便成了问题。

5. 动物实验结果的外推　大多数生物学与医学研究的最终目的是要为人类服务的。因此动物模型和动物实验结果都要外推到人身上去，这就是动物实验结果的外推（extrapolation）。因为动物与人不是同一种生物，加之不同的动物有不同的功能和代谢特点，所以肯定一个实验结果最好采用两种以上的动物进行观察比较。

6. 其他　选用与实验要求相适应的实验动物规格。实验动物的选择和应用要注意有关国际规范和动物福利。

国际上普遍要求动物实验达到实验室操作规范（good laboratory pracitice，GLP）和标准操作程序（standard operating procedure，SOP）。同时国际上广泛宣传 3R 原则。

四、机能学实验中常用动物简介

（一）家　兔

1. 家兔的生物学特性和解剖生理特点

（1）家兔属于哺乳纲、兔形目、兔科（家兔和野兔）。

（2）食粪癖（coprophagy），喜食自己肛门口粪便，但不食落地或其他兔排泄的粪便。

（3）胸腔内构造与其他动物不同，肺被肋胸膜和肺胸膜隔开，心脏又被心包胸膜隔开。因此，开胸后打开心包胸膜暴露心脏进行实验操作时，只要不弄破纵隔膜，动物不需要做人工呼吸。猫、犬等其他动物开胸后一定要做人工呼吸才能进行心脏操作。

（4）雌家兔每两周发情一次，每次持续 3~4 天。发情期间，雌兔卵巢内一次能成熟许多卵子，但这些卵子并不排出，只有与雄兔交配刺激后隔 10~12h 才能排出。这种现象称为刺激性排卵。

（5）家兔颈部有减压神经独立分支，而人、马、牛、猪、犬、猫此神经是走行于交感干或迷走神经之中。

（6）家兔的肠非常长（约为体长的 8 倍），肠的摆动运动（钟摆运动）波幅较大。

（7）家兔耳大、血管清晰，便于注射和取血。

（8）家兔的甲状旁腺分布得比较散，位置不固定，除甲状腺周围外，有的甚至分布到胸腔内主动脉弓附近。

（9）家兔对射线十分敏感，照射后常发生休克样的特有反应，有部分动物在照射后立即或不久死亡。

（10）家兔对体温变化十分敏感，最易产生发热反应，而且发热反应典型、恒定。小鼠、大鼠和豚鼠恒温机能差。

（11）家兔眼球甚大，白家兔眼睛的虹膜完全缺乏色素，眼内由于血管内血色的透露，故看起来是红色的。

2. 家兔在生物医学研究中的应用

（1）免疫学研究：家兔的最大用处是产生抗体，制备高效价和特异性强的免疫血清。

（2）生殖生理和避孕药的研究：利用家兔可诱发排卵的特点进行各种研究。

（3）胆固醇代谢和动脉粥样硬化症的研究：如利用纯胆固醇溶于植物油中喂饲家兔，可以引起家兔典型的高胆固醇血症、主动脉粥样硬化症、冠状动脉粥样硬化症。

（4）眼科的研究：家兔的眼球甚大，便于进行手术操作和观察。因此家兔是眼科研究中最常用的动物。

（5）发热、解热和检查致热原等实验研究。

（6）心血管和肺心病的研究：家兔的颈部神经、血管和胸腔的构造特殊，很适合做急性心血管实验，如直接法记录颈动脉血压、中心静脉压，间接法测量冠状动脉流量、心搏量、肺动脉和主动脉血流量等。

（7）皮肤反应实验：家兔和豚鼠皮肤对刺激反应敏感，常选用家兔皮肤进行毒物对皮肤局部作用的研究。

（8）急性动物实验：常选用家兔做失血性休克、肠毒素引起的休克、微血管缝合、离体肠段和子宫的药理学实验，以及肠系膜微循环观察实验等。

3. **家兔常用品种及品系**　人类对兔进行研究已有几个世纪，实验研究用兔有38个品种，此外还有一些供玩赏的品种。我国医学科研和教学中最常用的有下列几个品种：

（1）中国本兔：又名白家兔、菜兔。

（2）青紫蓝兔：又名山羊青兔、金基拉兔。

（3）大耳白兔：又称大耳兔、日本大耳白兔。

（4）新西兰白兔。

（二）小　鼠

1. **小鼠的生物学特性和解剖生理特点**

（1）小鼠属于脊椎动物门、哺乳纲、啮齿目、鼠科、鼠属动物。

（2）体形小，易于饲养管理。小鼠是啮齿目实验动物中较小型的动物，一只小鼠出生时体重为1.5g左右，哺乳、饲养1.5~2个月即可达20g以上，可供实验需要，在短时间内可提供大量的实验动物。因个体小，可节省饲养场地。

（3）成熟早，繁殖力强。

2. **在医学生物学研究中的应用**　在哺乳动物中，由于小鼠体型最小、易于控制、生长繁殖快，且饲养管理方便，又有明确的质量标准，已培育成大量的近交系、封闭群和基因突变系。可供研究选择的余地大，因此在生物医学研究的各个领域得到广泛应用。

（三）大　鼠

1. **大鼠的生物学特性和解剖生理特点**

（1）大鼠属于哺乳纲、啮齿目、鼠科、大鼠属动物。

（2）繁殖快。大鼠雄性2月龄、雌性2.5月龄时性成熟，性周期为4.4~4.8天；妊娠期为20（19~21）天；哺乳期为21天；每胎产仔平均8只，为全年、多发情性动物。

（3）喜啃咬、性情较凶猛、抗病力强。

（4）无胆囊、不能呕吐，药理实验时应予注意。

（5）垂体-肾上腺系统功能发达，应激反应灵敏。

（6）视觉、嗅觉较灵敏，适宜做条件反射等。

（7）大鼠血压和血管阻力对药物反应敏感。

（8）肝脏再生能力强。

（9）对炎症反应灵敏。

（10）大鼠（包括小鼠）心电图中没有 S-T 段，但心电图其他成分稳定，重复性好。豚鼠以上较大的动物均有明显的 S-T 段，在选择动物品种时应予注意。

2. 在生物医学研究中的应用 大鼠的应用十分广泛，仅次于小鼠，在生物医学研究中大鼠占 20% 以上。

（1）神经-内分泌实验研究：垂体-肾上腺系统发达，应激反应灵敏，如可复制应激性胃溃疡模型。常用大鼠切除内分泌腺的方法进行肾上腺、垂体、卵巢等内分泌实验。

（2）营养、代谢性疾病研究：大鼠是营养学研究的重要动物，曾用它做了大量维生素 A、B、C 和蛋白质缺乏等营养代谢研究。还可进行动脉粥样硬化、淀粉样变性、乙醇中毒、十二指肠溃疡等研究。

（3）药物学研究：大鼠繁殖力强、易饲养。体形大小合适，给药容易，采样量合适且方便。畸胎发生率低，行为多样化。常用于药物毒力、药效评价、新药筛选等研究。

（4）肿瘤研究：大鼠可复制成各种肿瘤模型，是肿瘤实验研究最常用的实验动物。它特别易患肝癌，可用二乙基亚硝胺、二甲基偶氮苯（DAB）复制大鼠肝癌动物模型；用甲基苄基亚硝胺诱发复制大鼠食管癌等。

3. 大鼠常用品种及品系 常用的大鼠近交品系有十几个，如 ACI、BVF、F344、PA、M520、WAB、WAC、WKA、RF 等品系。

常用的非近交的大鼠有 7 种，其中以 Wistar 大鼠用得最多。Wistar 大鼠为封闭群大鼠，被毛白色，1907 年由美国 Wistar 研究所育成，是我国引进早、使用最广泛、数量最多的品种。特点为繁殖力强，产仔多，平均每胎产仔在 10 只左右，生长发育快，性格温顺，对传染病的抵抗力较强，自发性瘤发生率低。

其他较常用的 SD 大鼠为封闭群大鼠，被毛白色，1925 年由美国 SD 农场用 Wistar 大鼠培育而成。生长发育较 Wistar 大鼠更快，对疾病的尤其是呼吸道疾病的抵抗力强，自发肿瘤率较低，对性激素感受性高。

五、常见动物实验中实验动物的选择

1. 药理学研究中的选择

（1）临床前药物代谢动力学研究：目的在于了解新药在动物体内动态变化的规律及特点，为临床合理用药提供参考。所以选择动物时，必须选用成年健康的动物，常用的有大鼠、小鼠、兔、豚鼠、犬等。做药物动力学参数测定时，最好使用犬（原因为可在同一动物上多次采样）；做药物分布试验时，一般选用大鼠或小鼠较为方便；做药物排泄实验时，一般也首选大鼠，其胆汁采集可在乙醚麻醉下做胆管插管引流。

（2）一般药理研究：指主要药效作用以外广泛药理作用的研究。常用的动物包括小鼠、大鼠、猫、犬等，性别不限。

（3）作用于神经系统的药物研究

促智药研究：一般使用健康成年的小鼠和大鼠。

镇静催眠药研究：一般选用健康成年小鼠，便于分组实验。

镇痛药研究：一般选用健康成年小鼠或大鼠，且以雄性为宜。

对神经节传导阻滞影响的药物研究时，首选动物是猫，最常用的是颈神经节，因其前部分和后部分易于区分。

（4）作用于心血管系统的药物研究

抗心肌缺血药物研究：可选用犬、猫、家兔、小鼠和大鼠。

降压药研究：不宜使用家兔，因家兔外周循环对外界刺激敏感，血压变化大。

治疗心功能不全药物研究：常用犬、猫、豚鼠，也可用家兔。一般不宜用大鼠，因为大鼠对强心苷和磷酸二酯酶抑制剂的强心反应不敏感。

（5）作用于呼吸系统的药物研究

镇咳药筛选：首选动物是豚鼠（因为豚鼠对化学刺激或机械刺激都很敏感，刺激后能诱发咳嗽）。

祛痰药研究：一般选用雄性小鼠、兔或猫，用来观察药物对呼吸道分泌的影响。

（6）作用于消化系统的药物研究

催吐或止吐药：一般选用犬、猫、鸽等，而不选用家兔、大鼠（因为这些动物无呕吐反射）。

（7）作用于泌尿系统的药物研究

利尿药或抗利尿药物：一般以雄性大鼠或犬为佳。小鼠尿量较少，家兔为草食动物，实验结果都不尽如人意。

（8）作用于内分泌系统的药物研究

肾上腺皮质激素类药物：可选用大鼠、小鼠，雌雄均可。但做有关代谢试验时，宜选用雄性动物，便于收集尿样。

2. 心血管系统疾病研究中的选择 心血管系统疾病人类发生率较高，可带来严重的后果。由于在患者体内进行各项试验研究是十分有限的，而且对病变的广度和深度也无法进行活体定量检测，所以人们广泛利用相应的动物模型进行研究。

（1）动脉粥样硬化症研究：可选用大鼠、鸽、猪、小鼠、犬、火鸡、非人灵长类动物。此外，小型猪可自发动脉粥样硬化，在用高脂饲料诱发下，可加速粥样硬化的形成；其病变特点及分布情况都与人类相似，主要分布于主动脉、冠状动脉和脑动脉。由于小型猪在生理解剖和粥样硬化病变的特点方面接近人类，近年来常被用作动脉粥样硬化研究的模型动物。

（2）高血压研究：常选用的动物是犬和大鼠。犬与人类的高血压有许多相似之处：

①高血压早期血压波动大，以后逐渐上升并维持在高水平；②环境和紧张刺激可引起血压明显升高；③高血压发展过程中出现高级神经活动障碍；④部分动物血中儿茶酚胺含量增加。同时大鼠的饲养繁殖、手术和血压测定比其他动物方便，对药物的反应与人类相似。

3. 消化和呼吸系统疾病研究中的选择 犬有发达的消化系统，且有与人类相似的消化过程，适宜于做消化系统的慢性实验，如做唾液瘘、胃瘘等观察胃肠运动、吸收、分泌等的变化。

六、动物实验涉及的动物保护问题

（一）概 述

机能学教学活动必须使用实验动物，在实验过程中将给动物造成巨大的痛苦和不安，甚至剥夺其生存权利，这似乎与善待动物和保护动物的伦理观念相矛盾。人类如何对待动物的伦理学争论是从 18 世纪兴起的。由于不同国家和民族的文化背景、宗教信仰不同，人们对待动物的态度也千差万别，但基本的主流观点是"动物因为有感觉和有趣的生活而应当有正常的地位，人类应该尊重所有的生命"。从这一基本观点出发，形成了两种对待动物的伦理倾向，即极端的"动物保护主义"和温和的"3R"原则。

极端的"动物保护主义"认为，人类无权使用动物进行痛苦的或无痛的实验，无论实验本身对人类或动物有多大益处，一律不允许。据此理念，从 1970 年代起，某些国家的激进动物保护主义组织打着人道主义的旗帜，频繁聚众围攻肉类食品公司、医学研究机构、高校实验室和教室，放走动物、捣毁设备、焚烧资料。这一系列的举动对肉类食品生产、生物医学研究和教学秩序造成了强烈的冲击和破坏，使许多对人类或动物有益的研究工作陷入停顿，因此，极端的"动物保护主义"不利于人类社会的发展和进步。

比较理性的动物保护主义者从人类和动物的最高利益为出发点，思考动物保护问题，主张进行对人类或动物有益的实验；同时要合理保护动物，以避免无必要的痛苦、不安和死亡。1954 年，动物福利大学联合会制定了一项有关动物实验人道主义技术的科学研究计划。1959 年 W. M. S. Russell 出版了《人道主义试验技术原理》一书，第一次全面系统地提出了"3R"［替代（replacement）、优化（refinement）、减少（reduction）］原则。1969 年，Dorothy Hegarty 教授创建了医学实验中动物替代法基金会，再一次提出了 Russell 和 Burch 的观点。1990 年代后，"3R"原则受到各国政府和科学界的高度重视，"3R"研究工作及研究成果得到广泛开展和应用。以替代为中心的"3R"研究成为 20 世纪末实验动物科学发展的主流方向。

（二）"3R"原则

1. 替代

（1）用低等动物替代高等动物。如以两栖类动物替代哺乳动物研究心脏功能。

（2）用体外培养器官、组织和细胞替代实验动物。如用体外培养的血管内皮细胞和平滑肌细胞替代活体动物研究动脉粥样硬化。

（3）用免疫学方法替代动物。如用高效单克隆抗体搜寻抗原鉴定病毒的存在，以替代用小鼠接种的方法。

（4）计算机仿真、模拟动物实验。

2. 优化

（1）使用微创伤技术。如采用内镜或导管从动物体内取样检查组织病变情况，以避免解剖动物取样。

（2）使用微量分析技术。

（3）改进麻醉方法。

（4）实行安乐死。

3. 减少

（1）用低等动物替代较高等的动物，减少较高等动物的使用量。

（2）使用高质量动物，以质量取代数量。

（3）合用动物。

（4）改进实验设计与统计方法。

（三）在机能实验过程中如何保护动物

根据《实验动物管理条例》第六章第二十九条及《医学实验动物管理实施细则》第三章第十六条的有关规定，制定以下动物保护守则：

（1）实验前不得以恶作剧的形式戏弄或虐待动物，如拔牙、拔除须毛、提拉耳朵、倒提尾巴或后肢等。

（2）严格按要求对动物进行无痛麻醉，在没有达到麻醉效果前，不能进行实验。

（3）长时间实验过程中，如遇麻醉失效，应及时补充麻醉药物。

（4）实验手术操作要柔和、准确，避免粗鲁的动作或随意翻弄、牵扯动物内脏器官。

（5）实验结束后，对能够存活的动物要给予及时治疗和照顾，使之迅速恢复健康。

（6）对于难以存活而必须处死的动物，应以过量麻醉施行安乐死，不可弃之不管，任其痛苦死亡或以粗鲁的手段宰杀。

第三章　机能实验仪器器械的使用

第一节　BL-420E 生物机能实验系统的使用

BL-420E 生物机能实验系统（简称 BL-420E 系统）是配置在计算机上的 4 通道生物信号采集、放大、显示、记录与处理系统。它由兼容微型计算机、BL-420E 系统硬件、BL-420E 生物信号显示与处理软件 3 个主要部分构成（图 1-2）。BL-420 系统可完成大部分实验动物的生物信号，如压力、张力、电信号的采集放大与分析处理，是机能实验最常用最主要的仪器。

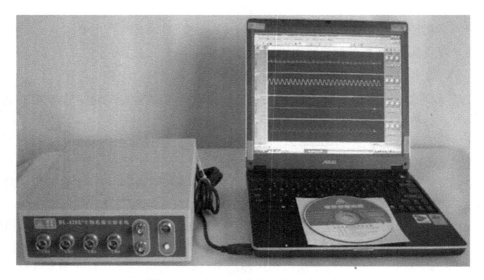

图 1-2　BL-420E 生物机能实验系统

【BL-420E 系统硬件】

BL-420E 系统硬件（图 1-3）是一台程序可控的、带 4 通道生物信号采集与放大功能，并集成一定范围的程控刺激器于一体的设备。BL-420E 生物信号显示与处理软件利用计算机强大的图形显示与数据处理功能，可同时显示 4 道从生物体内或离体器官中探测到的生物电信号或张力、压力等生物非电信号的波形，并可对实验数据进行存贮、分析及打印（图 1-4 ~ 图 1-6）。

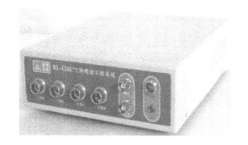

BL-420E⁺生物机能实验系统
CH1
CH2
CH3
CH4

图 1-3　BL-420E 系统硬件

BL-420E⁺生物机能实验系统
CH1
CH2
CH3
CH4

图 1-4　BL-420E 系统前面板

DC12V
USB

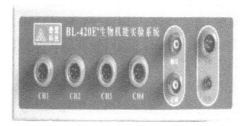

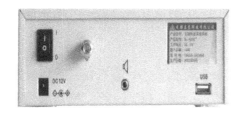

图 1-5　BL-420E 系统后面板

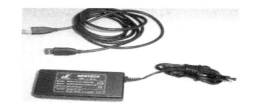

图 1-6　BL-420E 系统硬件 USB 连接线和直流转换器

【BL-420E 系统软件】

1. ***主界面***　开启计算机进入 Windows 桌面，开启 BL-420E 系统的后面板电源，等显示 USB 设备启用后（电脑屏幕右下方出现 图标），点击桌面 图标进入 BL-New Century 生物信号显示与处理软件主界面（图 1-7）。

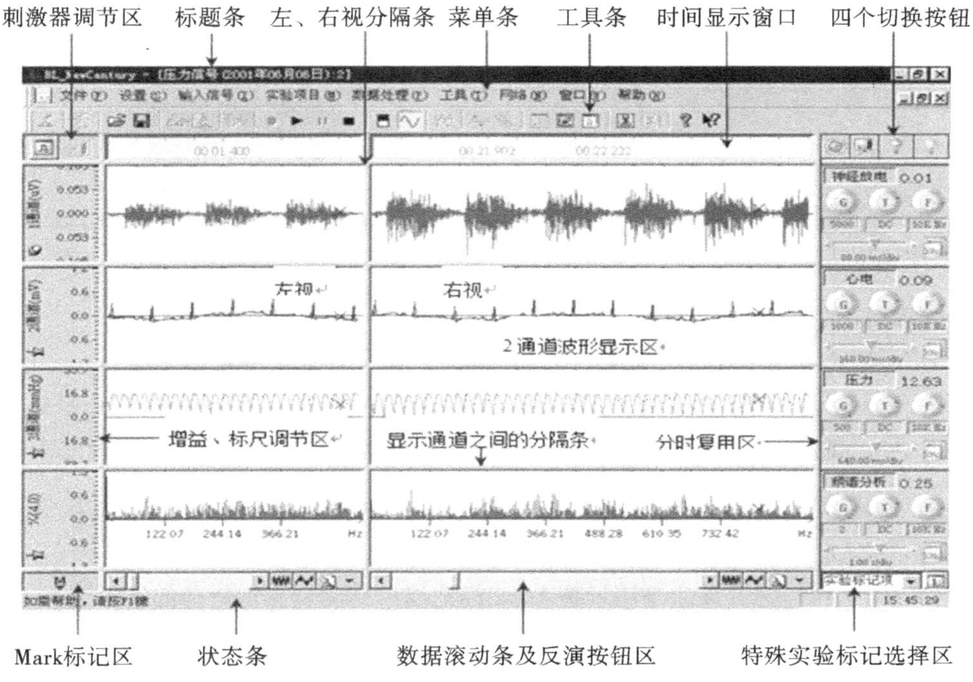

刺激器调节区
标题条
左、右视分隔条
菜单条
工具条
时间显示窗口
四个切换按钮
左视
右视
2 通道波形显示区
增益、标尺调节区
显示通道之间的分隔条
分时复用区
Mark标记区
状态条
数据滚动条及反演按钮区
特殊实验标记选择区

图 1-7　BL-New Century 生物信号显示与处理软件主界面

2. **生物信号波形显示窗口简介**　实验观察到的所有生物信号波形及处理后的结果波形均显示在波形显示窗口中。BL-420E系统是4通道的生物机能实验系统，即可以同时观察4个通道的生物信号波形，所以在BL-New Century软件初始状态时屏幕上显示4个波形窗口。

在大多数机能实验时，只使用一个通道（多为第1通道）进行生物信号的采集分析处理。因此在实验中可以根据需要，在屏幕上双击一通道波形显示窗口，双击后该通道显示窗口占据原来4个显示窗口的位置，显示波形变大，方便观察。如想将所有通道显示窗口恢复到初始大小，再次双击显示窗口即可。

在通道显示窗口中还有一个可供选择的"快捷菜单"。在信号窗口上单击鼠标右键时，BL-420E系统将会弹出这个快捷菜单（图1-8）。

下面对"快捷菜单"中常用命令进行介绍。

（1）图形剪辑：点击快捷菜单中"图形剪辑"命令或工具栏中🔲按钮，按住鼠标左键不放选择需要剪辑的区域，选中区域将会以反色方式显示（图1-9）。松开鼠标左键，选定的区域自动完成选择区域的图形复制功能。将选择的区域连同从这块区域波形中测出的数据一起以图形的方式发送到Windows操作系统的一个公共数据区——剪辑板内（后台运行，可以将选择的这块图形粘贴到任何可以显示图形的Windows应用软件，如Word、Excel或画图中，方法是选择这些软件"编辑"菜单中的"粘贴"命令即可），在BL-420E系统中默认自动粘贴至进入"图形剪辑窗口"（图1-10），选择图形剪辑窗口右边工具条上的退出按钮🔳即可退出图形剪辑窗口。

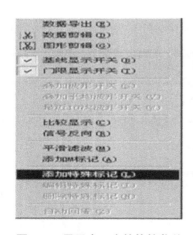
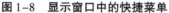

图1-8　显示窗口中的快捷菜单

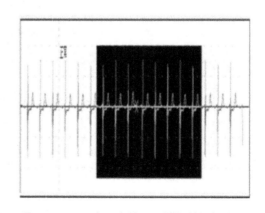

图1-9　显示窗口中的图形剪辑的显示方式

（2）基线显示开关：该命令用于打开或关闭标尺基线（参考0刻度线）的显示。

（3）平滑滤波：该命令用于对选择通道的显示波形进行平滑滤波。

（4）添加M标记：该命令用于将Mark标记添加到测量光标所指的波形位置上。

（5）添加特殊标记：点击该命令后弹出一个添加实验标记项对话框，用于在鼠标指定位置添加一个"特殊标记编辑对话框"（图1-11），在框中键入要输入的实验标记后点击"确定"，完成一个实验标记的添加。反复多次操作可添加多个标记项。

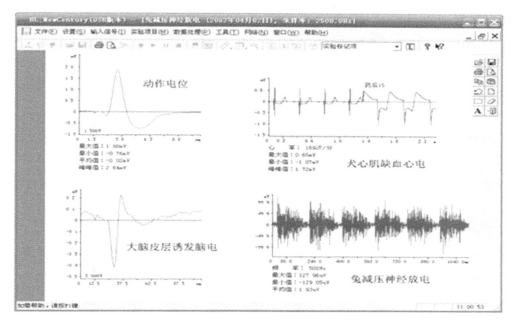

图 1-10　图形剪辑窗口

（6）自动回零。

3. **图形剪辑窗口**　在数据或图形结果被提取后自动弹出图形剪辑窗口，下面对图形剪辑窗口 12 个命令按钮进行说明。

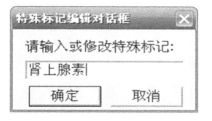

图 1-11　特殊标记编辑对话框

该命令按钮代表打开存贮的图形文件命令。

这个命令与通用工具条上的打开文件命令类似，但其打开的是以"bmp"为后缀名的文件。

在图形剪辑窗口中打开 1 个图形文件，首先将图形剪辑页清空，然后再将文件中存贮的图形显示在图形剪辑页上。如果存贮的图形比图形剪辑页小，那么图形将显示在图形剪辑页的左上角；如果存贮的图形比图形剪辑页大，那么超出图形剪辑页大小的图形部分将被裁掉。

该工具条按钮代表另存为命令，BL-420E 系统中"图形剪辑"窗口剪辑结果的保存命令。

该工具条按钮代表打印当前剪辑页命令。

它与"文件"菜单中的"打印"命令功能相似。选择这个命令，将打印当前剪辑页中的图形。

该工具条按钮代表打印预览命令。

该工具条按钮代表复制选择图形命令。

在没有选择图形剪辑页上任何一块图形区域的情况下，该功能不可使用；当使用图形剪辑工具条上的"选择并移动"命令从图形剪辑页上选择了一块图形区域，该命令变得可用。

🖼该工具条按钮代表粘贴命令。

↩该工具条按钮代表撤销上一条操作功能命令。

□该工具条按钮代表刷新整个剪辑页命令。

▭该工具条按钮代表选择并移动命令。

✏该工具条按钮代表擦除选择区域命令。

A该工具条按钮代表在剪辑页上写字命令。

选择该命令可以在图形剪辑页上写字，例如给某一个图形加注释；可以通过"撤销"命令取消上一次的"写字"操作。

📵该工具条按钮代表退出图形剪辑页命令。

4. **BL-420E 系统菜单**（图 1-12）　包含有该软件的大部分功能。下面对常用的 BL-420E 系统中的菜单进行介绍。

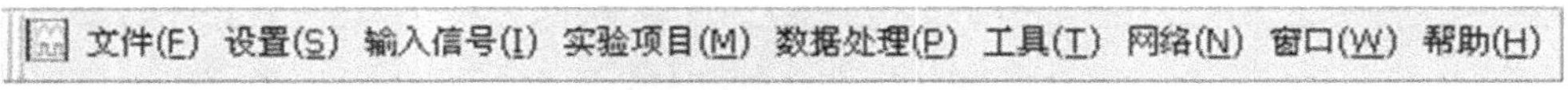

📊 文件(F)　设置(S)　输入信号(I)　实验项目(M)　数据处理(P)　工具(T)　网络(N)　窗口(W)　帮助(H)

图 1-12　BL-420E 系统菜单

菜单操作的总原则：①当打开一个顶级菜单项后，会发现其中有一些菜单项以灰色浮雕方式显示，这种灰色浮雕方式显示的菜单项表示在当前状态下这些菜单命令不能被使用。②当打开某个顶级菜单项之后，可能会在该菜单的最下面发现两个向下指的黑色小箭头，表明该菜单中有一些不常用的命令被隐藏，这是 Windows 2000 的风格。如果想看见这个菜单中所有的命令项，只需将鼠标移动到这两个向下指的小箭头上，菜单将自动展开显示这个菜单上的全部命令。

（1）设置菜单：用鼠标单击顶级菜单条上的"设置"菜单项时，"设置"下拉式菜单将被弹出（图 1-13）。

设置菜单中包括工具条、状态栏、实验标题、实验人员、实验相关数据等 22 个菜单选项，其中工具条、显示方式、显示方向、数据剪辑方式和定标 5 个子菜单下还有二级子菜单。

A. 工具条：选择该菜单选项，将向右弹出工具条菜单的子菜单（图 1-14）。标准工具条是 1 个开关命令，用于打开和关闭

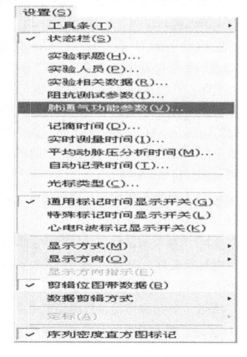

图 1-13　设置菜单

BL-420E系统的标准工具条。当勾选该命令时工具栏显示常用工具按钮（图1-15），当去掉标准工具条前面勾号时（图1-16），则不显示工具栏（图1-17）。

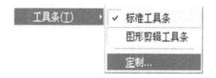

图1-14　工具条菜单的子菜单

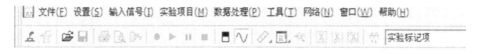

图1-15　勾选标准工具条时，工具条显示的常用工具

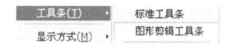

图1-16　去掉标准工具条前勾号

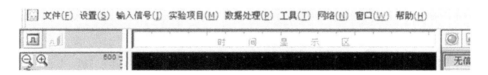

图1-17　去掉标准工具条前勾号后工具栏不在窗口显示

B. 实验人员：该命令用于设置打印的实验人员名字，对实验结果进行网络打印时特别有用。否则，实验人员将很难从网络打印机中找到自己打印的实验图形，因为机能实验室实验结果全部在网络打印机打印。

选择该命令，将弹出"实验组及组员名单输入对话框"（图1-18）。该对话框用来输入实验人员的名字和实验组号。

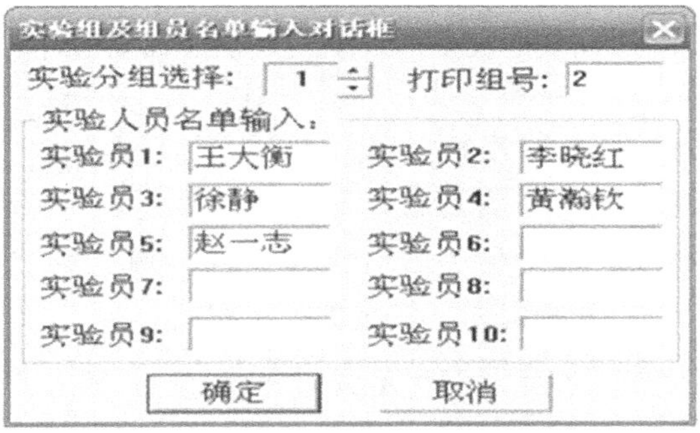

图1-18　实验组及组员名单输入对话框

C. 实验相关数据：通过该命令可以设置一些与本实验相关的数据。当选择该命令后，会弹出"实验相关参数设置对话框"（图1-19）。

在"实验相关参数设置对话框"中，可以设置本实验中使用的动物名称、动物体重、麻醉方法、麻醉药物和麻醉剂量等参数。可以在动物名称下拉式列表框中选择1个动物名称，也可以自己直接输入，动物名称限定在5个汉字以内；而麻醉方法和麻醉药物则限定在10个汉字以内。

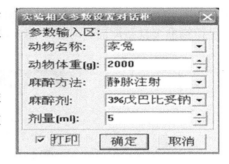

图1-19　实验相关参数设置对话框

如果对话框下面的"打印"复选框旁边有1个小勾，表示这些数据将随着实验波形一起被打印出来，以利于资料存档；如果没有小勾，表示不打印这些数据。

D. 定标：选择该命令，将弹出定标菜单的子菜单（图1-20）。该子菜单内包含有两个命令：调零和定标。

调零：调零的具体操作步骤如下。

a. 从"定标"子菜单中选择"调零"命令，此时会弹出1个提示对话框（图1-21）。

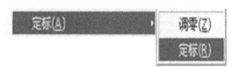

图1-20　定标菜单项的子菜单

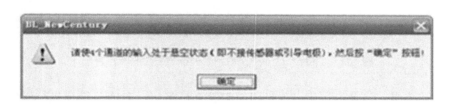

图1-21　选择"调零"出现的提示对话框

b. 在提示对话框中按"确定"按钮，会弹出1个"放大器调零"对话框（图1-22）。同时，4个通道自动启动数据采样。

此时可以通过"放大器调零"对话框进行调零处理。例如首先对1通道进行调零处理，如果1通道的波形显示在基线下方，就按"增档"按钮直到波形曲线被抬高到离基线最近的位置为止。然后就可以对2通道进行调零处理。首先在"通道选择"区中将通道设定为2通道，再开始调零。依次类推，对

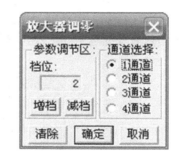

图1-22　"放大器调零"对话框

3通道、4通道进行调零处理。当每个通道均调零完毕后，按"确定"按钮存贮调零结果并且结束本次调零操作。

点击"放大器调零"对话框中的"确定"按钮完成调零，并将调零的结果存贮在

Biolap98. cfg 文件中；"清除"按钮用于清除上一次调零的结果；"取消"按钮用于结束本次调零操作，但不将本次调零的结果存贮到磁盘上。

（2）输入信号菜单：当用鼠标单击顶级菜单条上的"输入信号"菜单项时，"输入信号"下拉式菜单将被弹出（图1–23）。

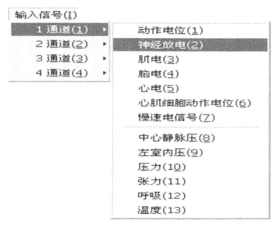

图 1–23　输入信号下拉式菜单

信号输入菜单中包括有 1 通道（1）、2 通道（2）、3 通道（3）、4 通道（4）4 个菜单项，每个菜单项有 1 个输入信号选择子菜单，每个通道的输入信号选择子菜单完全相同。

可以通过相应通道的信号选择子菜单选择需要观察的信号。当选定了相应通道的输入信号类型之后，使用鼠标单击工具条上的"开始"命令按钮，就可以启动数据采样，观察生物信号的波形变化了。

（3）实验项目菜单：当用鼠标单击顶级菜单条上的"实验项目"菜单项时，"实验项目"下拉式菜单将被弹出（图1–24）。

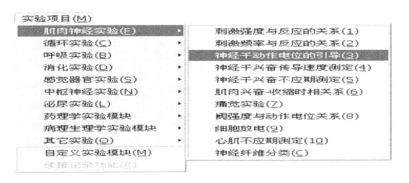

图 1–24　实验项目下拉式菜单

实验项目下拉式菜单中包含有 12 个菜单项，分别是肌肉神经实验（E）、循环实验（C）、呼吸实验（B）、消化实验（D）、感觉器官实验（S）、中枢神经实验（N）、泌尿实验（L）、药理学实验模块、病理生理学实验模块及其他实验（O）10 个含子菜单的菜单项，以及两个命令项——自定义实验模块（M）和续接记录功能。

　　10 个含子菜单的菜单项：这些实验项目组将生理及药理实验按性质分类，在每一组分类实验项目下又包含有若干个具体的实验模块。当选择某一类实验，如肌肉神经实验时，会向右弹出一个包含该类中具体实验模块的子菜单（图 1-24）。

　　实验人员可以根据自己的需要从子菜单中选择一个实验模块。当选择了一个实验模块之后，系统将自动设置该实验所需的各项参数，包括信号采样通道、采样率、增益、时间常数、滤波及刺激器参数等，并且自动启动数据采样，直接进入到实验状态。当完成实验后，根据不同的实验模块，打印出的实验报告包含有不同的实验数据。

　　实验模块中预设置的参数基本保证可以正常做出实验，但由于生物信号千差万别，例如心电信号，成人正常心率为 60～100 次/分。而小鼠的则可达到 600 次/分，因此在实验过程中，还可以根据具体的信号特征调节硬件参数，使其达到最佳效果。

　　5. BL-420E 系统工具条介绍　　工具条（图 1-25）上的每个图形按钮被称为工具条按钮，每个工具条按钮对应一条命令。当工具条按钮以灰色显示时，表明该工具条按钮当前不可使用，此时，它对用户的输入没有反应；否则，它将响应用户的输入。

普通工具条按钮　　　　双态工具条按钮　下拉式工具条按钮

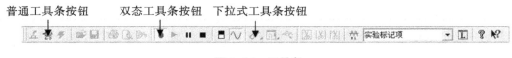

图 1-25　工具条

　　工具条和命令菜单的含义相似，也是一组命令的集合。但是它和命令菜单又有些差异。具体来讲，它是把一些常用的命令以方便、直观（图形形式）的方式直接呈现在使用者面前，它所包含的命令可以和命令菜单中的重复，也可以不同。但它所包含的命令应该是常用的，这是图形化操作系统提供给用户的另一种命令操作方式。

　　下拉式工具条按钮是指在按钮的右下方有个向下的三角形标记，将鼠标移动到这个按钮上，然后按住鼠标左键不放，按钮会向下弹出一个包含一组相关命令的子工具条。如果要选择子工具条上的命令，只需在按下鼠标左键的情况下将鼠标移动到相应的命令按钮上，然后松开鼠标左键即可完成选择。

　　下面对机能实验中常用的工具条按钮命令做详细介绍。做实验时，可能更多的是使用工具条命令而非菜单命令。因此，有必要对常用工具条命令做全面而深入的了解。

　　（1）　零速采样：该命令与暂停命令相似，在实时状态下执行该命令会导致波形停止移动，并且停止任何数据的存盘记录；但波形的变化会在屏幕的新数据出现端显示，测量的最新点数据值也在硬件参数调节区的右上角显示。这个命令主要用于观察极慢速信号的变化，例如，1h 后才会发生变化的信号可使用这个功能进行观察。

　　这个命令在系统处于实时采样状态时起作用。

　　（2）　打开：该命令与"文件"菜单中的"打开"命令功能相同，用于打开保存的实验结果文件（注意保存的结果文件后缀名为"＊.tme"，只有在启动 BL-420E 系统后运用打开命令或菜单才能打开所保存的结果）。

（3）●数据记录：该命令是一个双态命令。所谓双态命令是指每执行该命令一次，其所代表的状态就改变一次。这就好比是一盏电灯的开关，这种命令通过按钮标记的按下和弹起表示两种不同的状态。当记录命令按钮的红色实心圆标记处于按下状态时，说明系统现在正处于记录状态；否则系统仅处于观察状态，而不进行观察数据的记录。

注意：

在实验过程中最好不要改变数据记录工具条按钮状态，否则可能导致实验完成但实验结果却无任何记录，使实验失败。

（4）▶开始：选择该命令将启动数据采集，并将采集到的实验数据显示在计算机屏幕上；如果数据采集处于暂停状态，选择该命令，将继续启动波形显示。在反演时，该命令用于启动波形的自动播放。

（5）❚❚暂停：选择该命令将暂停数据采集与波形动态显示；反演时，该命令用于暂停波形的自动播放。

（6）■停止：选择该命令将结束当前实验，并弹出实验结果保存对话框（图1-26），在"另存为"对话框中，可以选择保存的文件名及保存路径（为方便查找保存结果，保存路径最好选择为桌面）。实验停止的同时发出"系统复位"命令，使整个系统处于开机时的默认状态。但该命令不复位所设置的屏幕参数，如通道背景颜色、基线显示开关等。反演时，该命令用于停止反演。

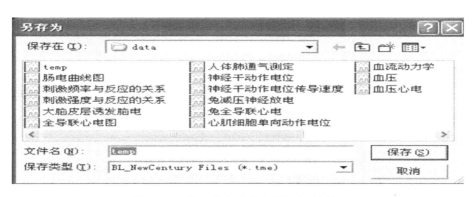

图1-26　停止实验后弹出的保存对话框

（7）特殊实验标记：实际上并不是一个工具条按钮，之所以将它放在工具条上是为了操作方便。

在BL-420E系统中，有些实验模块预先设置有相关的特殊实验标记组，例如减压神经放电实验模块，大多数则没有。

如果某个实验模块本身预先设置有特殊实验标记组，那么当选择这个实验模块时，特殊实验标记编辑选择组框就会列出这个实验模块中所有预先设定的特殊实验标记列表（图 1-27）。假如在列表中没有所需要的实验标记，可以直接在编辑框中编辑。编辑完成后按"Enter"按钮确认，此时编辑的实验标记可以直接添加到实时实验的波形上，同时被自动存盘到相应的实验标记组中。

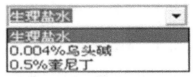

图 1-27　特殊实验标记列表

如果某个实验没有预先设定特殊实验标记组，也可以直接在编辑组框中输入新的实验标记。输入完成后，新的实验标记可以直接加入到实时显示的波形上，但不被存盘。如果要新增实验标记组，则需要使用特殊实验标记编辑对话框。

在实时实验中，添加特殊实验标记的方法很简单，就是从特殊实验标记编辑选择组框中选择或编辑一个特殊实验标记，然后在波形需要添加特殊标记的位置单击鼠标左键即可（图 1-28）。

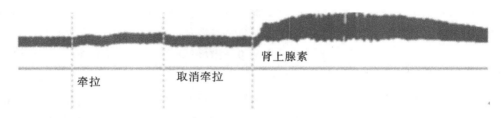

图 1-28　添加特殊实验标记

注意，选择的标记只能被添加一次。如果要再次添加同样的标记，需要从组框中再选一次该标记。这样做的原因是不会因为用户的误操作而添加标记，因为单击鼠标左键的操作非常常用。

添加完标记后，还可以移动（重定位）、编辑或删除所添加的特殊实验标记。移动的方法非常简单，用鼠标指向特殊实验标记的名称，然后按下鼠标左键不放，移动鼠标即可移动特殊实验标记。

（8）🄛实验标记编辑对话框：单击该命令，可以打开"实验标记编辑对话框"（图 1-29）。

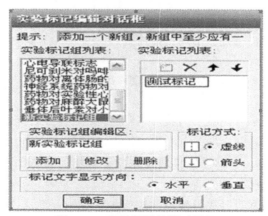

图 1-29　实验标记编辑对话框

实验人员可以在"实验标记编辑对话框"中选择一个已经编辑好的特殊实验标记组，或者自己新建一个特殊实验标记组，然后按"确定"按钮选择该组特殊标记。

A. 添加：当按下"添加"按钮后，将在实验标记组列表的最下方出现一个"新实验标记组"选项，同时在实验标记列表中自动为该实验标记组添加一个名为"新实验标记"的新标记，因为在每个实验标记组中至少需要有一个特殊实验标记。此时，在实验标记组编辑区中也显示"新实验标记组"，可以在编辑区中改变实验组的名称，然后按"修改"按钮生效（图1-29）。

B. 修改：使修改后的特殊实验标记组的组名修改生效。

C. 删除：删除所选择的整个特殊实验标记组，包括它内部的所有特殊实验标记。一般而言，不要轻易使用该命令。

D. 实验标记列表编辑：实验标记列表框是个特殊的列表框，它不仅具有普通列表框的列举数据功能，同时还具有在列表框中加入新列表数据、修改和删除列表数据等功能，其功能非常强大。在该列表框顶部，有4个功能按钮，依次是：添加、删除、上移和下移功能按钮。下面对每个功能进行详细描述：

a. 添加一个组内特殊标记：当选择添加按钮后，在实验标记列表框最后一行将出现一个空白的编辑框，并且其中有一个文本编辑光标在闪动，表示现在可以编辑这个新添加的特殊实验标记。

b. 删除按钮：将删除当前选择的特殊实验标记。

c. 上移按钮：将当前选择的特殊实验标记上移一个位置。

d. 下移按钮：将当前选择的特殊实验标记下移一个位置。

E. 标记方式：特殊实验标记在标记处除了有文字说明之外，还有一个标记点指示，可以选择以虚线或箭头方式进行标记（图1-30）。

F. 标记文字显示方向：特殊实验标记的文字根据需要既可以水平显示，也可以垂直显示。

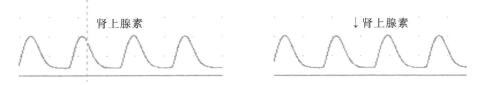

图1-30　特殊实验标记的标记方式

6. **时间显示窗口**　BL-420E系统在工具条和通道显示窗口之间加入了一个时间显示窗口（图1-31），用于显示记录波形的时间（图1-7）。如果没有进行数据记录，那么时间显示窗口将不会显示时间变化；如果进行数据记录，则时间显示窗口将显示记录波形的时间。这样，在反演时波形的时间显示就与实际实验中的时间相一致，就可以分析波形随时间的变化了。这里所指的时间是相对时间，即相对于记录开始时刻的时间，记录开始时刻的时间为0。

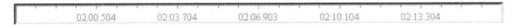

图1-31 时间显示窗口

7. 标尺调节区 BL-420E 系统显示通道的最左边为标尺调节区（图1-32）。每个通道均有一个标尺调节区，用于实现调节标尺零点的位置及选择标尺单位等功能。其详细说明如下：

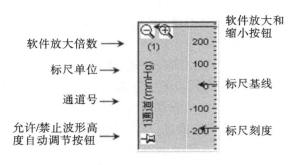

图1-32 标尺调节区

软件放大和缩小两个按钮用于显示波形的软件放大和缩小。软件放大的最大倍数为 16 倍，缩小的最大值为显示波形大小的 1/4。当前放大或缩小的倍数显示在两个按钮的下方。这两个按钮在数据反演时非常有用。

允许/禁止波形高度自动调节按钮是开关型按钮，它用于启动或禁止波形的自动调节。波形自动调节是指波形的显示大小随波形显示窗口的大小而改变。波形自动调节功能设计的目的是使波形的最大值始终不会超过波形显示窗口的顶部，这样，无论窗口的大小如何改变，我们始终可以观察到波形的全貌。禁止波形自动调节，无论显示窗口怎么改变，波形的大小始终如一，除非改变了增益调节旋钮或软件放大及缩小按钮。

8. 分时复用区 在 BL-420E 系统主界面的最右边是一个分时复用区（图1-33）。在该区域内包含有 4 个不同的分时复用区域：控制参数调节区、显示参数调节区、通用信息显示区和专用信息显示区，可通过分时复用区顶部的切换按钮进行切换。

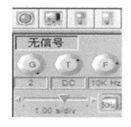

图1-33 分时复用区

（1）控制参数调节区：是用来设置 BL-420E 系统的硬件参数及调节扫描速度的区域，每个通道对应都有其控制参数调节区，用来调节该通道的控制参数（图1-34）。

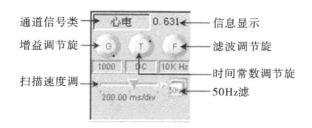

图1-34 一个通道的控制参数调节区

A. 信息显示区：用于显示本通道光标测量的结果。光标测量只在实时实验过程的暂停状态下和数据反演时起作用，此时在每个通道的采样波形上均依附有一个小叉状的测量光标（图1-35）。由于这个信息显示区域太小，所以其显示的测量结果只显示数值而不显示单位。

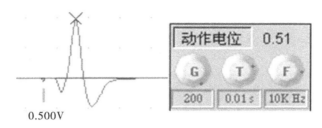

图1-35 测量光标及其测量的数值结果

B. "增益"调节旋钮：用于调节通道增益（放大倍数）（图1-36）。具体的调节方法是：在增益调节旋钮上单击鼠标左键增大一档增益，而单击鼠标右键则减小一档增益。

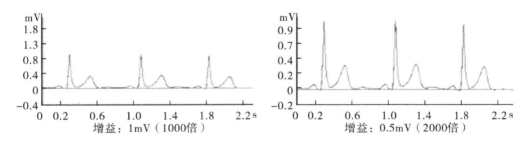

图1-36 增益

C. "时间常数"调节旋钮：时间常数调节是指高通滤波或低频滤波，即衰减信号中的低频成分，让高频通过；其目的是消除信号基线的漂移（图1-37）。具体的调节方法同增益。BL-420E系统的时间常数分为5档，从小到大分别是0.001s、0.01s、0.1s、5s、DC。

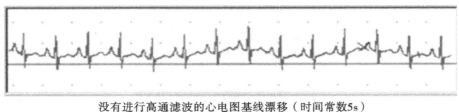

没有进行高通滤波的心电图基线漂移（时间常数5s）

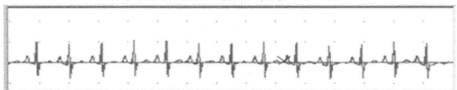

进行高通滤波的心电图消除基线漂移（时间常数0.1s）

图1-37 时间常数

D. "滤波"调节旋钮：滤波调节是指低通滤波或高频滤波，即衰减信号中的高频成分，其目的是消除信号中的高频噪声（图1-38）。

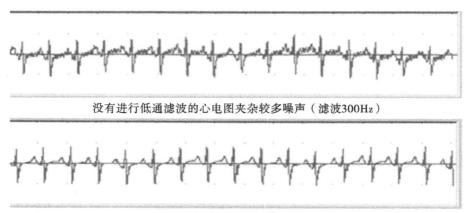

没有进行低通滤波的心电图夹杂较多噪声（滤波300Hz）

进行低通滤波的心电图消除高频噪声（滤波100Hz）

图1-38 滤波

E. 扫描速度调节器：其功能是改变通道，显示波形的扫描速度（图1-39）。

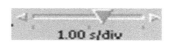

图1-39 扫描速度调节器

如果想改变哪个通道的扫描速度，只需将鼠标指示器指在该通道扫描速度调节器的绿色向下三角形上，按下鼠标左键，然后用鼠标左右拖动这个绿色的三角形即可。当向右移动绿色三角形时，扫描速度将增大；反之则减小。另外，如果在绿色三角形的右边单击鼠标左键，扫描速度将增加一档；在绿色三角形的左边单击鼠标左键，扫描速度将减小一档。

在BL-420E系统中，针对不同的输入信号预先设定有不同的扫描速度档位。

（2）滚动条与数据反演功能按钮区：滚动条和反演功能按钮区，在 BL-420E 系统主窗口通道显示窗口的下方（图 1-40）。

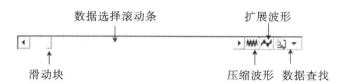

图 1-40　滚动条和数据反演功能按钮区

A. 数据选择滚动条：位于屏幕的下方，它的作用是通过对滚动条的拖动，选择实验数据中不同时间段的波形。该功能不仅适用于反演时对数据的快速查找和定位，也适用于实时实验中，将已经推出窗口外的实验波形重新拖回到窗口中进行观察和对比（仅适用于左视的滚动条）。

B. 反演按钮：位于屏幕的右下方，平时处于灰色的非激活状态，当进行数据反演时，反演按钮被激活。在 BL-420E 系统中有 3 个数据反演按钮，分别是压缩波形及扩展波形的两个功能按钮和一个数据查找菜单按钮。

C. 压缩波形：波形横向压缩命令是对实验波形在时间轴上进行压缩，相当于减小波形扫描速度的调节按钮。但是这个命令是针对所有通道实验波形的压缩，即将每个通道的波形扫描速度同时调小一档，在波形被压缩的情况下可以观察波形的整体变化规律。

D. 扩展波形：波形横向扩展命令是对实验波形在时间轴上进行扩展，相当于增大波形扫描速度的调节按钮。但是这个命令与压缩波形按钮一样是针对所有通道实验波形的扩展，在波形扩展的情况下可以观察波形的细节。

第二节　723 型分光光度计

【概述】

723 型分光光度计是采用单片微机控制的普及智能化仪器。仪器能在近紫外、可见光谱区域（330～800nm）对样品物质做比色定量分析。仪器波长精度高、读数稳定，具有自动调整"100%"、调"0"，广泛用于工矿企业、医院、学校和科研单位的化验室、实验室等。

【工作原理】

由光源发出的连续辐射光线，经滤光片和球面反射镜至单色器的入射狭缝聚光。光束通过入射狭缝经平面镜至准直镜，产生平行光线至光栅。在光栅上色散后，又经准直镜聚焦在出射狭缝上成一连续光谱。由出射狭缝射出一定波长的单色光，通过待测溶液再射到光电管上而产生微电流。经单片微机调控、微电流放大器将微弱的电流放大，由 LED 数码管显示数字，同时可打印出结果。

【操作】

1. **开机预热** 开启电源开关，电源指示灯亮，仪器自动进入自检程序。

2. **测定方式设定（[T/A] 键）** 仪器显示窗有 T（透光度）、A（光密度）、C（浓度）三种方式，仪器开机后，初始状态为光密度 ABS。

3. **波长设定（[λGOTO] 键）** 仪器在 330～800nm 范围内任意设定仪器波长，最小设定变化为 0.1nm，同时仪器还允许在 320～820nm 波长范围内设定使用，波长显示窗显示仪器当前波长值。设定过程：按 [λGOTO] 键→波长显示窗熄灭→输入所需波长值→按 [ENTER] 键确认→待数据显示窗显示数据稳定后，波长设定完成。

4. **调零及调满度（[ABS.0 100%T] 键）** 仪器做定量测试时，先把全部装有参比溶液（一般指试剂空白对照溶液）的比色皿插入样品架，然后使样品架置于参比 [R] 位置。按 [ABS.0 100%T] 键，仪器自动进行调零/调满度工作。用拉杆改变样品架位置，分别使 S1～S3 各比色皿置于测量光路，按 [ABS.0 100%T] 键，这样就消除了各比色皿的配对误差（此项在实验前完成）。

5. **样品测定** 把参比溶液、被测溶液分别倒入比色皿中，插入样品架，使参比溶液比色皿置于 [R] 位置。按 [ABS.0 100%T] 键，仪器自动进行调零/调满度，此时读数窗显示为零。用拉杆改变被测样品位置，分别使 S1～S3 各比色皿置于测量光路，待读数窗所显数据稳定后做好记录。

【注意事项】

（1）开机预热，仪器在自检时不能按动任何按键，以避免误操作。

（2）测前装样和测后取样都要先将样品架拿出来避免接触主机。

（3）比色皿只能拿毛玻面。装液量要大于比色皿容量的 1/2、小于 3/4。皿外壁若有残液，必须用擦镜纸擦净，透明面置于光路。

（4）比色皿用后倒去溶液，冲洗干净倒扣于滤纸上。

（5）不要开通仪器在当前实验中暂停使用的部分功能。

第三节　电动离心机

【概述】

电动离心机按转速可分为低速、高速、超速离心机。机能实验学常用的台式离心机属于低速离心机，转速为 5000rpm/min 以下。

【操作方法】

（1）使用前必须检查面板上的各旋钮是否在初始位置（即电源在关的位置上，定时器、调速电位器在零的位置上）。

（2）离心前每支试管中应放置等量的样品（用天平平衡），然后将试管对称放置在离心转头内。避免重量不匀、放置不对称，使机器在运转过程中产生震动。

（3）盖好防护盖。

（4）打开电源开关，电源指示灯亮；旋转定时旋钮，设定离心时间。

（5）缓慢旋转调速旋钮，待转速表指针稍有摆动后，旋至所需的转速标示，转速表指针指示出实际转速。

（6）转头运转到设定的时间后，将会自动减速直至完全停止。转速表指针恢复到零，仪器停稳后方可取出试管。

（7）切记：①必须首先调好时间旋钮，才能缓慢调速！②每次离心完毕后，必须将调速旋钮回归零位。

【注意事项】

（1）将仪器放置在坚固平整的台面上，保证机器能正常运转。

（2）不能在防护盖上放置任何物品，以免影响仪器的使用效果。

（3）电源线插头的一端插入仪器内，另一端插入外电网插座内。仪器不用时，要将与外电网插座相连的电源插头拔下。

（4）使用前必须检查离心管是否有裂纹、老化等现象，如有应及时更换。

（5）不得在仪器运转过程中或转子未停稳的情况下打开防护盖，以免发生事故。

（6）实验完毕后，将转头和仪器擦干净，以防试剂污染而发生腐蚀。

第四节　电解质分析仪

【适用范围】

人体的钾、钠、氯等离子在维持细胞与血浆间正常的水分方面起着重要的作用。钙离子是人体钙的生理活性形式，骨骼的形成和吸收、神经传导、肌肉收缩和许多酶的活性都与钙的活度有关，能反映患者的临床症状与钙代谢的关系。AC980 是一种采用离子选择性电极直接测定临床样本离子浓度的电解质分析仪，可以快速精确地测定生物标本的钾离子、钠离子、氯离子、钙离子和 pH，样本形式有血浆、血清、全血及稀释的尿样，样本量只需 120μl，其分析结果以 "mmol/L" 为单位直接显示在 LCD 显示器上。同时可在内置的打印机上打印输出样本报告。

【工作原理】

1. **基本介绍**　该仪器工作原理是依据对离子电极与参考电极的电位测量而发展起来的。在一种电解液中，大多数盐将分解成离子。电交换反应主要发生在相关电极和离子之间，并由此在离子选择性电极和参考电极之间形成一电极电位差，测量此电位差通过 Nernst 的理论公式即可计算出相应离子的浓度。

2. **离子选择性电极**　AC980 离子选择性电极分为指示电极（K、Na、Cl、Ca、pH 等电极）和参考电极（RET）两类。指示电极的电位随样品中离子活度的变化而变化；而参考电极提供一个恒定的参考电位，所以指示电极与参考电极间的电位差随样品溶液中离子活度的变化而改变。

K、Cl、Ca、pH 电极是 PVC 膜电极。PVC 膜内含相应离子的敏感活性材料。

Na 电极是敏感玻璃毛细管电极。

3. **测量原理**　AC980 采用比较法测量样品溶液中的 K、Na、Cl、Ca 离子活度及 pH。先测量两个已知活度的溶液——A 校准液和 B 斜标液（简称 A 标和 B 标），得到离子电极的两个电极电位，通过这两个电位在仪器内建立一条标准曲线。然后再测量未知活度样本中的电极电位，从已建立的标准曲线上求出样本的离子活度。

4. 仪器介绍

（1）AC980 的前面上方装置

A. LCD 液晶显示器：可将操作信息及样本结果显示出来，并有背景光以利观察。

B. 键盘：共有三组 14 个键，上部为"YES""NO"键，下方右边为"打印""校准"键，下方另有"0～9"共 10 个数字键。

C. 面板式打印机：机上有一状态指示灯，1 个联机键（SEL），1 个走纸键（LF）。当状态灯是亮的，说明打印机处于联机状态，可以打印样本报告。当按下 SEL 键，状态灯熄灭，打印机处于脱机状态，将不能打印样本报告。此时按下 LF 键即可走纸，再按 SEL 键，状态灯亮，此时停止走纸，并处于可打印状态。

（2）AC980 的前面中部的面罩后的装置

A. 进样器：由进样按钮、进样针、进样开关和供液口组成。进样针用来吸取样本及 A 校准液，进样开关与进样按钮联动，可自动控制进样。供液口用来供给 A 校准液，供液口的下方有一小孔，用于回收微量的溢出液体。

B. 分配三通：主要用于分配样本及 A、B 标进入电极组。

C. 电极盒及电极组：电极按规定次序排列紧固，装在电极盒内，通过弹性触头与主机相连，电极盒上盖有抗干扰的屏蔽盖。

D. 电磁阀：两只电磁阀主要控制 A、B 标的供给，左侧 A 标用，右侧 B 标用。

E. 蠕动泵：由泵滚筒、泵管架及组合管座构成。4 根泵管绕在泵滚筒上，由泵管架固定。所有的泵管顺序插在组合管座右侧，组合管座左侧的管道通往仪器的各部位。

（3）AC980 的前面下方装置

A. 电源开关。

B. 电源插座。

C. 保险丝。

D. RS232 接口。

【操作】

1. 启动　将 A 校准液和 B 斜标液放到规定的位置，将电缆连接好，打开开关，进行如下运行：

（1）显示"AC-980 Na/K/Cl/Ca/pH 分析仪"。

（2）打印"AC-980 Na/K/Cl/Ca/pH 分析仪"及软件版本。

（3）进入"活化电极程序"。

（4）打开进样器，按"YES"键，泵转动吸入活化剂，进入活化 100s 倒计时。

（5）显示"系统冲洗"。

（6）冲洗后再进入"活化等待"100s 倒计时。

（7）倒计时结束后，再进入系统校准。

（8）系统校准通过后，进入主菜单。显示："1. 分析，2. 质控，3. 设定，4. 服务"。

（注：在系统校准通过后再按"校准"键进行一次单点校准后再测量样本或质控品。）

2. **分析**　在主菜单下按"1"，进入分析程序。显示："1. 血样分析，2. 尿样分析"。

按"1"进入血样分析程序。显示：分析血样，打开进样器。

此时打开进样器。显示：输入样本号 000000，插入样本（YES/NO）。

输入样本号，按"NO"修改，按"YES"，样本吸入进样器后"嘟"的一声提示样本已吸入。显示：关闭进样器。

关闭进样器后，泵转动将样本由进样器吸入电极内，然后显示活度。活度是动态显示的，向最终结果靠近。分析结束后，显示最终测量结果，将测量数据发送给计算机并打印。同时进行电极冲洗。之后显示：分析血样，打开进样器。

重复以上步骤做下一个样本。

注：

（1）在打开进样器后，也可不输入样本号直接插入样本，按"YES"进入测量，但打印报告时样本号为零。

（2）在样本吸入进样器后，10s 以内必须关闭进样器，否则 AC980 将长鸣提示用户关闭进样器。

在分析菜单下，按"2"进入尿样分析程序。显示：分析尿样，打开进样器。

操作步骤与血样分析相同。

在尿样分析中需注意以下几个问题：

（1）由于尿样样本中钠离子、氯离了的浓度在 Na 电极和 Cl 电极的测量范围以内，因此不用稀释，直接在血样分析中测量即可报出结果。

（2）由于尿样样本中的钾离子浓度超过 K 电极的测量范围，所以需要稀释。稀释比例为：1 份尿液原液加 2 份去离子水，稀释后在尿样分析中测量。

（3）尿样分析中不能测量钙离子。

3. **关机、拔掉电源**　分析完成后关机并拔掉电源。

附：SPSS16.0 统计软件的使用
——SPSS 入门

科研结果的处理离不开统计学处理，使用统计软件进行统计处理，使只要懂得统计原理的人就可进行统计分析，过程简单、快捷。SPSS 是一个操作简单、易学，且功能强大的统计软件。下面以一个实例来介绍它的使用方法。

例1：某克山病区测得 11 例克山病患者与 13 名健康人的血磷值（mmol/L）如下，问该地急性克山病患者与健康人的血磷值是否不同。

患者：0.84、1.05、1.20、1.20、1.39、1.53、1.67、1.80、1.87、2.07、2.11。

健康人：0.54、0.64、0.64、0.75、0.76、0.81、1.16、1.20、1.34、1.35、1.48、1.56、1.87。

首先打开计算机，进入 Windows，然后进入 SPSS，具体工作流程如下：

（1）将数据输入 SPSS，并存盘以防断电。

（2）进行必要的预分析（分布图、均数标准差的描述等），以确定应采用的检验方法。

（3）按要求进行统计分析。

（4）保存和导出分析结果。

第一节　数据的输入和保存

一、SPSS 的界面

单击开始→程序→SPSS for Windows→SPSS 11.5 for Windows，打开 SPSS 后，点击 cancer 按钮，进入 SPSS 主界面。

请注意窗口顶部显示为"SPSS for Windows Data Editor"，表明现在所看到的是 SPSS 的数据管理窗口。这是一个典型的 Windows 软件界面，有菜单栏、工具栏。工具栏下方的是数据栏，数据栏下方则是数据管理窗口的主界面。该界面和 Excel 极为相似，由若干行和列组成，每行对应了一条记录，每列则对应了一个变量。由于现在没有输入任何数据，所以行、列的标号都是灰色的。请注意第一行第一列的单元格边框为深色，表明该数据单元格为当前单元格。

有的 SPSS 系统打开时会出现一个导航对话框，请单击右下方的 Cancer 按钮，即可进入上面的主界面。

二、定义变量

该资料是定量资料，设计为成组设计，因此我们需要建立两个变量，一个变量代表血磷值，习惯上取名为"X"，另一个变量代表观察对象是健康人还是克山患者，习惯上取名为"group"。

选择菜单 Data＝＞Define Variable（或点击表格最下方的 Variable view 按钮）。

在第一列灰色的"var"上双击，同样会弹出定义变量对话框。

现在 SPSS 的数据管理窗口如图 1-41 所示。

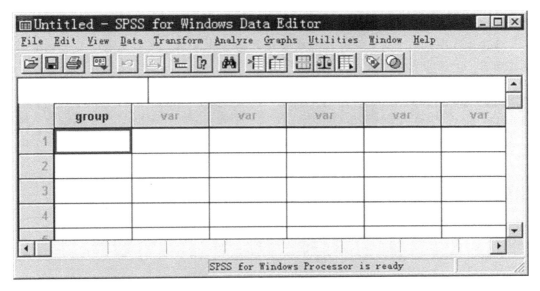

图 1-41　选择"var"SPSS 的数据管理窗口

第一列的名称已经改为了"group"，这就是我们所定义的新变量"group"。

现在我们来建立变量 X。单击第一行第二列的单元格，然后选择菜单 Data＝＞Define Variable，同样，将变量名改为 X，然后确认。此时 SPSS 的数据管理窗口如图 1-42 所示。

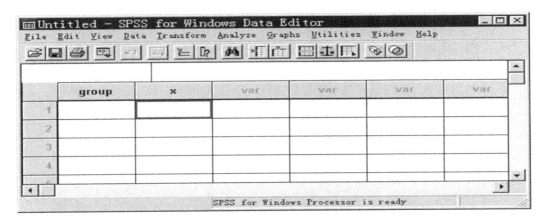

图 1-42　选择"group"SPSS 的数据管理窗口

现在，第一列、第二列的名称均为深色显示，表明这两列已经被定义为变量，其余各列的名称仍为灰色的"var"，表示尚未使用。同样地，各行的标号也为灰色，表明现在还未输入过数据，即该数据集内没有记录。

三、输入数据

我们先来输入变量 X 的值，请确认第一行第二列单元格为当前单元格，弃鼠标而用键盘，输入第一个数据 0.84，此时界面显示如图 1-43A 所示。

请注意：在回车之前，你输入的数据在数据栏内显示，而不是在单元格内显示，现在回车，界面如图 1-43B 所示。

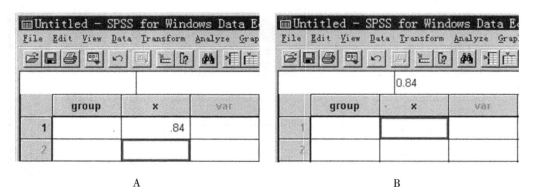

A   B

图 1-43 输入 "X" SPSS 的管理窗口

首先，当前单元格下移，变成了第二行第二列单元格，而第一行第二列单元格的内容则被替换成了 0.84；其次，第一行的标号变黑，表明该行已输入了数据；最后，第一行第一列单元格因为没有输入过数据，显示为"."，这代表该数据为缺失值。用类似的输入方式，我们将患者的血磷值输入完毕，并将相应的变量"group"均取值为 1，此时数据管理窗口如图 1-44 所示。

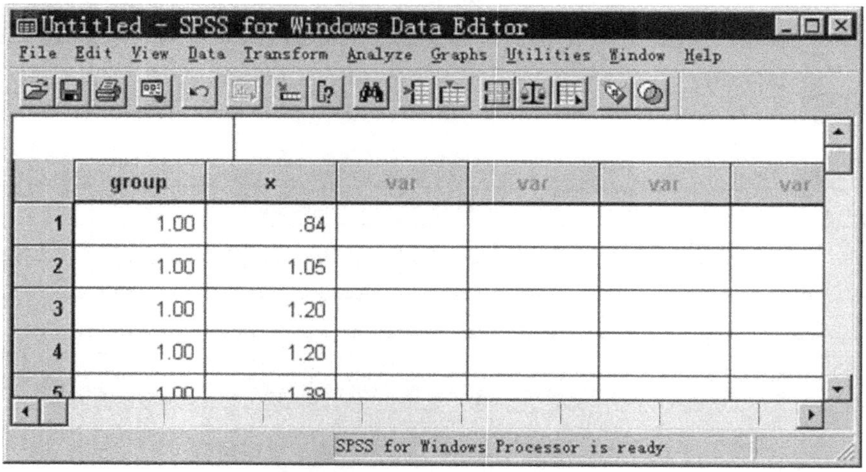

图 1-44 输入相关数值后 SPSS 的管理窗口

从第 12 行开始输入健康人的数据，并将相应的 "group" 变量取值为 2。最终该数据集应该有 24 条记录。

四、保存数据

选择菜单 File＝＞Save，由于该数据从来没有被保存过，所以弹出 "Save Data As" 对话框（图 1-45）。

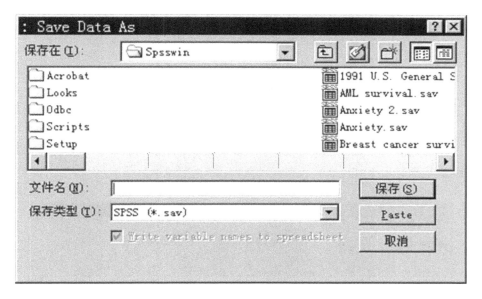

图 1-45　"Save Data As" 对话框

单击保存类型列表框，可以看到 SPSS 所支持的各种数据类型，有 DBF、FoxPro、EXCEL、ACCESS 等，这里我们仍然将其存为 SPSS 自己的数据格式（＊.sav 文件）。在文件名框内键入 Li1_ 1 并回车，可以看到数据管理窗口左上角由 Untitled 变为了现在的变量名 Li1_ 1。

第二节　数据的预分析

一、数据的简单描述

首先我们需要知道数据的基本情况，如均数、标准差等。选择 Analyze ＝＞ Descriptive Statistics ＝＞Descriptives 菜单，系统弹出描述对话框（图 1-46）。

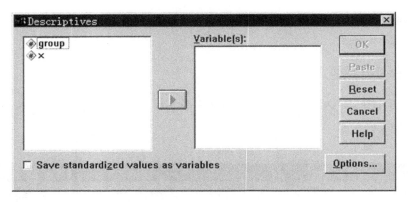

图 1-46　选择 "Descriptives" 菜单

该对话框可分为左右两大部分，左侧为所有可用的候选变量列表，右侧为选入变量列表。只需要描述 X，用鼠标选中 "X"，单击中间的 ▶ ，变量 X 的标签就会移入右侧，注意这时 "OK" 按钮变黑，表明已经可以进行分析了，单击 "OK"，系统会弹出 1 个新的界面（图 1-47）。

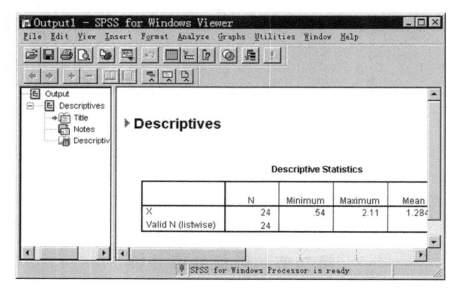

图 1-47　选择 X 变量对话框

该窗口上方的名称为 SPSS for Windows Viewer，即（结果）浏览窗口。整个结构和资源管理器类似，左侧为导航栏，右侧为具体的输出结果。结果表格给出了样本数、最小值、最大值、均数和标准差这几个常用的统计量。可以看到 24 个数据总的均数为 1.2846，标准差为 0.4687。以上的做法有问题！光看总的描述是不够的，还应当看看分组的描述情况。这里要用到文件分割功能，切换回数据管理窗口，选择 Data ＝＝>Split File 菜单，系统弹出文件分割对话框（图 1-48）。

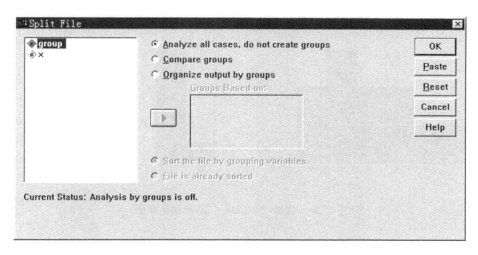

图 1-48　选择"Split File"菜单对话框

选择单选按钮"Organize output by groups",将变量"group"选入右侧的选入变量框,单击"OK"按钮,此时界面不会有任何改变,但再做一次数据描述,就可以看到现在数据是分 group=1 和 group=2 两种情况在描述了!从描述可知两组的均数和标准差分别为 1.5209、1.0846 和 0.4218、0.4221。

如果定义了文件分割,则它会在以后的所有统计分析中起作用,直到重新定义文件分割方式为止。

二、绘制直方图

统计指标只能给出数据的大致情况,没有直方图那样直观。生成直方图的步骤如下:选择 Graphs==>Histogram,系统会弹出绘制直方图的对话框(图 1-49)。

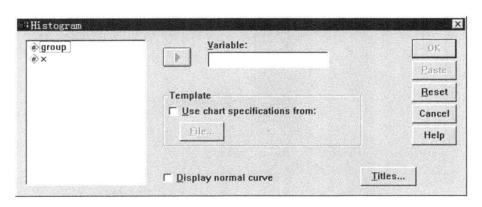

图 1-49　选择"Histogram"对话框

将变量 X 选入"Variable"选择框内,单击"OK"按钮。此时结果浏览窗口内会绘制出两个直方图(图 1-50)。

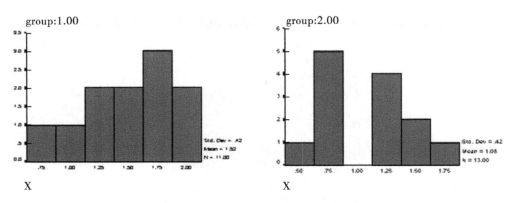

图 1–50　选择 "Variable" 所示的示意图

两组的数据没有特别偏的分布，也没有十分突出的离群值，因此无须变换，可以直接采用参数分析方法来分析。综合设计类型，最终确定采用成组设计两样本均数比较的 t 检验来分析。

最后，还要取消变量分割，以免影响以后的统计分析。再次调出变量分割对话框，选择单选按钮中的 "Analyze all cases, do not creat group"，单击 "OK" 按钮就可以了。

第三节　按要求进行统计分析

下面要用 SPSS 来做成组设计两样本均数比较的 t 检验。选择 Analyze＝＝>Compare Means＝＝>Independent–Samples T Test，系统弹出两样本 t 检验对话框（图 1–51）。

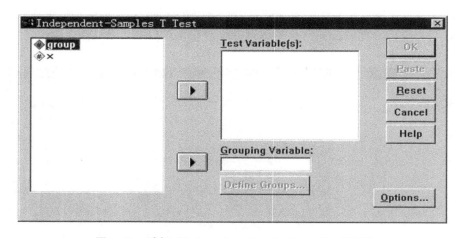

图 1–51　选择 "Independent–Samples T Test" 对话框

将变量 X 选入 "Test Variable" 框内，变量 group 选入 "Grouping Variable" 框内，注意这时下面的 "Define Groups" 按钮变黑，表示该按钮可用。单击它，系统弹出比较组定义对话框（图 1–52）。

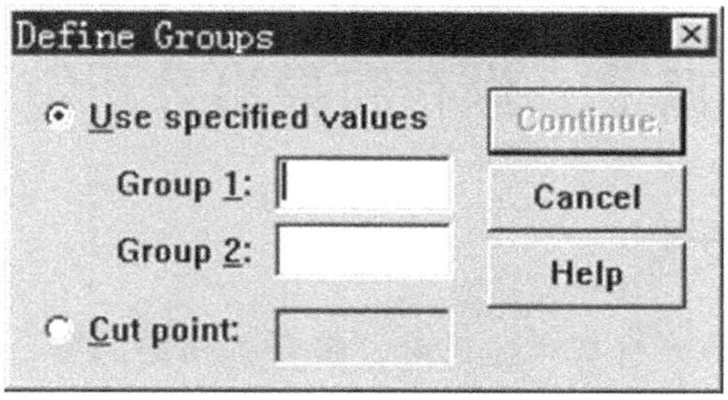

图 1-52 选择 "Define Groups" 对话框

该对话框用于定义是哪两组相比，在两个 Group 框内分别输入 1 和 2，表明是变量 Group 取值为 1 和 2 的两组相比。然后单击 "Continue" 按钮，再单击 "OK" 按钮，系统经过计算后会弹出结果浏览窗口。首先给出的是两组的基本情况描述，如样本量、均数等，然后是 t 检验的结果（表 1-1）。

表 1-1 Independent Samples Test

| | | Levene's Test for Equality of Variances | | t-test for Equality of Means | | | | | | |
| | | F | Sig. | t | df | Sig. (2-tailed) | Mean Difference | Std. Error Difference | 95% Confidence Interval of the Difference | |
									Lower	Upper
X	Equal variances assumed	0.032	0.860	2.524	22	0.019	0.4363	0.1729	7.777E−02	0.7948
	Equal variances not assumed			2.524	21.353	0.020	0.4363	0.1729	7.716E−02	0.7954

该结果分为两大部分：第一部分为 Levene's 方差齐性检验，用于判断两总体方差是否齐，这里的结果为 $F = 0.032$，$p = 0.860$，可见在本例中方差是齐的。第二部分则分别给出两组所在总体方差齐和方差不齐时的 t 检验结果。由于前面的方差齐性检验结果为方差齐，第二部分就应选用方差齐时的 t 检验结果，即上面一行列出的 $t = 2.524$，$\nu = 22$，$p = 0.019$。最终的统计结论为按 $\alpha = 0.05$ 水准，拒绝 H_0，认为克山病患者与健康人的血磷值不同，从样本均数来看，可认为克山病患者的血磷值较高。

第四节　保存和导出分析结果

一、保存结果文件

前面我们已经做出了分析结果，但是，再好的结果只要一断电就会全部消失。对于这一问题有三种解决办法，分别是：

（1）需要结果的时候再运行一次分析程序。

（2）用笔将结果抄在纸上。

（3）直接保存结果文件。

显然，最方便快捷、最符合信息时代特征的就是第三种方法。在结果浏览窗口中（注意：一定要在结果浏览窗口中）选择菜单 File＝＝>Save，由于该结果从来没有被保存过，所以弹出和前面保存数据时极为相似的 1 个"Save as"对话框。与前面相比，唯一的区别就是文件的保存类型只有 View Files（＊.spo）一种，在文件名框中键入"Li1_ 1"并回车，该结果文件就会按文件名 Li1_ 1.spo 被存储。

不是文件保存类型还有一种"ALL Files（＊.＊）"吗？别费劲了，这种类型在 SPSS 软件里是无法选择的，在该对话框里无论怎样选择，都只能按"spo"的文件格式来保存。

二、导出分析结果

文件倒是保存了，但问题还没有完全解决。写文章用的文字处理软件主要是 Word，可 Word 不能直接读取"spo"格式的文件，怎么办呢？没关系，SPSS 提供了将结果导出为纯文本格式或网页格式的功能。在结果浏览窗口中选择菜单 File＝＝>Export，系统会弹出"Exprot Output"对话框（图 1-53）。

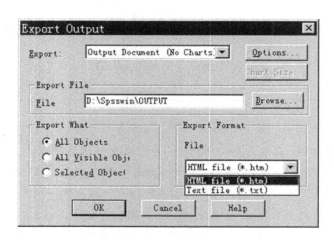

图 1-53　"Exprot Output"对话框

最上方的"Export"下拉式列表可以选择输出的内容，可以为含图表的输出文档、无图表的输出文档和只有统计图表三种。中部的"Exprot File"对话框则填入输出的目标文件名。左下方的"Export What"单选框可以选择输出结果的那些部分，可以是所有结果、所有可见结果或只输出选择的结果，一般选输出所有可见结果。右下方的输出文件类型下拉式列表已被打开，可见里面有网页格式和纯文本格式两种，在一切按所需选择完毕后按"OK"按钮，则结果文件就会输出为想要的类型。

第四章 常用生理溶液的配制

第一节 常用生理溶液成分及配制

一、各种生理溶液配制（表1-2）

表1-2 常用生理溶液的成分、含量及用途

成分	生理盐水	任氏液	任洛氏液	台氏液	克氏液	德耶氏液
NaCl（g）	9.00	6.50	9.00	8.00	6.90	9.00
KCl（g）		0.14	0.42	0.20	0.35	0.42
$MgSO_4 \cdot 7H_2O$（g）				0.26	0.29	
$NaH_2PO_4 \cdot 2H_2O$（g）	0.0065			0.065		
KH_2PO_4（g）					0.16	
$CaCl_2$（g）		0.12	0.24	0.20	0.28	0.06
$NaHCO_3$（g）		0.20	0.50	1.00	2.10	0.50
葡萄糖（g）			1.00	1.00	2.00	0.50
蒸馏水（ml）			均加至1000			
通气		空气	O_2	O_2或空气	$O_2+5\% CO_2$	$O_2+5\% CO_2$
用途	哺乳类	两栖类	哺乳类心脏	哺乳类肠肌	哺乳类鸟类	大鼠子宫

二、应用液配制（表1-3）

表1-3 常见生理溶液的应用液配制

成分	任氏液	任洛氏液	台氏液
20% NaCl（ml）	32.5	45.0	40.0
10% KCl（ml）	1.4	4.2	2.0
10% $CaCl_2$（ml）*	1.2	2.4	2.0
5% $NaHCO_3$（ml）	4.0	2.0	20.0
1% NaH_2PO_4（ml）	1.0		5.0
5% $MgCl_2$（ml）			2.0
葡萄糖（g）**	2（可不加）	1~2.5	1.0
蒸馏水（ml）		均加至1000	

* 其他成分溶解后缓慢加入

** 临用前加入

第二节　常用溶液浓度的单位与稀释法

一、溶液浓度表示法

1. **百分比浓度**　溶质的质量占全部溶液质量的百分比。

2. **质量–体积浓度**　单位体积溶液中所含溶质质量来表示的浓度称为质量–体积浓度。

3. **摩尔浓度**　1L 溶液中所含溶质的摩尔数。

二、溶液浓度稀释法

反比法和交叉法，低浓度乘以其体积等于高浓度乘以其体积。

三、举　例

例如：用 1% 氯化钠溶液配制 0.65% 氯化钠溶液 2ml，需用多少 1% 氯化钠溶液及蒸馏水。计算方法为：$0.65\% \times 2 = 1\% \times 1\%$ 氯化钠溶液体积，算出 1% 氯化钠溶液体积 = 1.3 ml，蒸馏水 = 2−1.3 = 0.7 ml。

第五章　科研设计

英国哲学家、科学家弗兰西斯·培根认为，只有掌握了科研规律和科研艺术的人，才可能在有限的时间做出最多和最大的科研成果。可见科研规律和方法非常重要。本章将简要介绍医学科研的基本原理和方法。

一、什么是医学科学研究

探索生命和疾病的现象，阐明健康和疾病之间的关系，建立有效的防病治病的方法，这就是医学科学研究。

医学科学研究具有如下特点：研究对象特殊，研究方法困难，研究内容复杂。

1. 医学科学研究的类型

（1）根据研究性质分为基础研究和应用研究。

（2）根据研究对象与场地分为实验研究、临床研究和调查研究。

（3）根据创新程度、认识的深度、研究方式、研究范畴等又可分为很多类。

2. 医学科学研究的一般过程　选题定题、建立假说、科研设计、实验观察、数据处理、论文形成、成果应用。

二、医学科研的基本要素

医学实验有三个基本要素：被试因素、受试对象和实验效应。三要素缺一不可，如何正确选择三要素，是科研设计的关键。

1. 被试因素　又称处理因素，是根据研究目的施加给受试对象并引起效应的因素。

（1）被试因素的确定：选择什么作为被试因素——取决于试验目的，一般被试因素分为以下几类：

物理因素：电、磁、光、声、温度、射线、微波、超声波等。

化学因素：药物、营养素、激素、毒物、各种有机化合物和无机化合物等。

生物因素：寄生虫、真菌、细菌、病毒及生物制品等。

受试对象本身的某些特征也可以作为被试因素来研究，如性别、年龄、遗传特性、心理因素等。

例如：《性别和年龄与心肌梗死患者死亡率的关系》课题。

（2）确定被试因素和非被试因素：与"被试因素"相对应（同时出现）也能使受试对象产生效应的因素属于"非被试（处理）因素"。对于反应、疗效、病情和预后而言，除被试因素起作用外，同时还有若干其他因素也会影响效应和结果，这就是非被试因素。在确定被试因素时，还必须明确哪些是非被试因素。对于非被试因素，应当作为误差来源严格加以控制，能减少的非被试因素应尽量减少，不能减少的非被试因素应使试验组与对照组保持均衡一致。

（3）水平的选定：被试因素作用于受试对象引起的效应与水平有着依赖关系。如以药物作为被试因素，剂量就是水平。被试因素水平的选择，取决于试验目的。被试因素过大，可能引起损害或中毒；被试因素过小，可能观察不到应有的效应。

例如：观察一个新的药物效应，必须确定剂量-效应关系的存在，若没有剂量-效应关系，则是一种非特异性作用。在最小有效量与最大安全量范围内，研究目的不同，使用剂量也应有所不同。若进行药效筛选试验，希望不要漏掉有效药物，那么应选择最大安全量，通常采用半数致死量（LD50）的1/10左右。若研究药效的影响因素，则应采用半数有效量（ED50），因为在这个水平药效曲线的斜率最大，若某因素对药效有影响，则可明显地反映出来。若进行毒性试验，则应选择超过最大安全量的不同剂量，以分别找出半数致死量（LD50）与最大致死量（LD100）。若进行两种药物的药效比较试验，则两者均应采用多个不同剂量，以便对两个药物的剂量-效应曲线进行较全面的分析。

（4）因素与水平的组合

A. 单因素与单水平：是科研最常见的实验类型，如《夏枯草提出物对原发性高血压患者降压作用的观察》。特点：实验条件较易控制，相对简单易行。

B. 单因素与多水平：属于单因素多群组试验，如《比较同一刺激不同强度的反应》《比较不同剂量药物对某病的疗效观察》《不同分子量肝素对大鼠内毒素血症的疗效比较》。

C. 多因素与单水平：如《比较不同药物、不同疗法、不同复方、同一复方中的不同单味中药、同一单味中药中不同有效成分的疗效》《比较不同因素在某一疾病中的作用》。

D. 多因素与多水平：在多因素联合作用中，到底哪个或哪几个因素是主要的，哪个或哪几个因素是次要的，它们彼此之间有无交互作用，如《研究酶学试验的最佳反应条件、探索联合用药方案》。

（5）被试因素的施加

A. 确保被试因素被施加：药物注射法较易控制，对口服被试药物，需亲眼看见受试对象服下为准。在动物实验中，慢性实验应当采用空腹灌胃，急性实验最好采用十二指肠给药。

B. 施加条件标准化：被试因素的强度、频率、持续时间与施加方法等，都应通过查阅文献和预备试验找出各自的最适条件，然后订出有关规定和制度，使之相对固定。一旦进入正式实验，不允许轻易改变；如确需改变，一般应将被试因素实验条件改变前后的实验结果分别予以处理。

2. **受试对象**　在实验研究中研究人员所要观察的客体，即被试因素作用的对象。受试对象主要包括人、动物、微生物及人或动物的试验材料（如器官、组织、细胞、血液、尿液、粪便等）。

（1）受试对象的确定

A. 研究层次的选择：可采用整体作为受试对象，即在体内进行实验（in vivo）；器官、组织、细胞、亚细胞或分子作为受试对象，即体外进行实验（in vitro）；还可采用先体内后体外的方式进行实验，即半体内实验（ex vivo）。究竟在什么层次上进行实验，必须服从于工作假说检验的需要。整体实验反映人体或动物的实际情况，实验结果对临床医学参考意义较大。体外实验或半体外实验主要用于深入探讨作用机制。

B. 受试对象的确定：选择受试对象是根据科研课题的研究目的而确定的。进行基础性的医学研究多选择动物及其材料作为受试对象，并可由此积累资料和基础数据；观察临床疗效、临床检验水平、诊断水平及社区干预试验等多选择人体及其材料作为受试对象。一般常以患者为实验组，健康人为对照组；也可选择几组不同类型的患者分别作为实验组和对照组。例如：研究参考值（正常值）范围，应当选择健康人作为受试对象，通常需要在不同性别、不同年龄分别选择较多的健康人或相对健康者；研究病因，应当将暴露于与未暴露于某危险因素的人进行比较。

C. 受试对象的条件：①敏感性，是指受试对象必须对被试因素敏感；②稳定性，是指受试对象反应必须稳定；③特异性，是指受试对象接受被试因素后，只产生特定的实验效应；④经济性，是指受试对象容易获取且价格便宜；⑤可行性，是指受试对象便于施加处理因素及获取标本；⑥相似性，是指动物产生的实验效应尽可能与人体近似。

D. 受试对象的标准化：病例的选择要有纳入标准和排除标准，动物的选择要注意种类、品系、年龄、体重、窝别、营养等。

3. **实验效应**　处理因素施加于受试对象并经过一定时间，受试对象产生的各种反应及表现，即实验效应。这些反应可以是主观的，也可以是客观的。实验效应可以用各种各样的具体指标来表示。观察实验效应，应尽可能选择客观指标及容易检测及分析的指标。

（1）观察指标的分类（按性质分类）

A. 定量指标，可以用具体的度量衡单位来表示的指标。如人体的身高用厘米表示，体重用千克表示，脉搏用每分钟的次数来表示。计量指标可以根据具体指标的要求，精确到小数点后面若干位。

B. 定性指标（分类指标），按受试对象的属性或特征先分类，再计数各类的个数。用绝对数或相对数来表示。如某检测指标的结果可以用"是"或"否"，"阴性"或"阳性"来表示。

C. 等级指标，按实验效应的程度分为若干等级，并计数各等级的个数。该指标介于定量及分类指标之间。如用某治疗方案治疗患者，其观察结果可以分为 4 个等级，即无效、显效、好转、痊愈。这 4 个等级可以用 1 个或多个具体量度指标来确定。

（2）选择观察指标的要求

A. 指标的关联性，是指观察指标与研究目的有着本质而密切的联系，能够确切反映被实验因素的实验效应。这些指标可以通过查阅文献或根据以往经验而获得。功能性指标应与所反映的功能存在本质联系。如用心电图作为心脏收缩功能的指标显然不正确，心脏泵血功能应选择心输出量或心指数作为指标。

B. 指标的客观化

主观指标：是指指标数据由观察者或受试对象根据主观感受程度判定的。主观指标易受心理状态与暗示程度的影响，并且感觉器官的感受往往由于背景条件与对比诱导可发生较大差异，应尽量少用。如果一篇科研论文的全部结果都是主观指标，其可靠性值得怀疑。

客观指标：是借助仪器等手段进行测量来反映观察结果，如血压、红细胞数、心电图、尿铅含量等指标。客观指标比主观指标准确、客观、可信，因此应尽量选用易于量化的客观指标作为实验观察指标。如实验室检查数据、仪器测量数据等，这些数据比临床问诊获得的资料客观、可靠。

（3）指标的灵敏度：是指各种检测手段和方法能够检测出实验效应微小变化的能力。由该指标所能正确反映的最小数量级或水平来确定。

灵敏越高，则检测出实验效应微小变化的能力越强。随着科学技术的快速发展，检测手段的灵敏将会越来越高。

光学显微镜——判断组织和细胞水平的变化。

电子显微镜——判断亚细胞超微结构的变化。

细胞分光光度计——测定细胞内某些物质浓度的变化。

三、科研设计的基本原则

1. 对照原则

（1）意义：消除系统误差，鉴别处理和非处理因素的差异。

（2）类型：空白对照、阳性对照、阴性对照、自身对照、相互对照。

2. 随机原则　对照组和处理组除处理因素不同外，其余应全部相同。动物实验随机分组，观察切片也应随机选择视野。

3. 重复原则　任何实验结果的可靠性应经得起独立实验重复的考验，即实验结果具有可重现性。其包含两个方面：一是指实验的样本量足够大，在相同实验条件下要有足够的重复观察次数，以避免实验结果的偶然性；二是指在同等条件下他人也能重复相同的实验结果。实验具有可重复性，说明它遵循了这个实验中的必然规律，而不是偶然发生的。而遵循客观规律的实验结论也必然是可靠的，科学的。

四、科研设计的基本步骤

一项科研工作经过选题和定题两个阶段之后，便会形成一套比较成熟的全面设想。将这一设想加以条理化，系统地说明研究者对此问题的认识，拟进行何种实验或观察，具体做法如何，预期的目标是什么，用多长时间来完成，需要给予哪些帮助和支持等，按照一定的格式编写成文字资料，即为科研设计。在科研课题的公开招标中，科研设计书实际上就是投标的标书。

1. 立题 亦称命题，即为一研究课题拟定一最适当之题目，作为该项研究的课题名称。这个题目是科研设计的总纲或其中心思想，也可以说设计中的全部内容皆由此而发，假说、实验、措施等皆为此而设，因此它必须是整个科研设想与过程的高度浓缩物。一个好的课题名称，能使人对该项研究工作一目了然，不仅可知其目的、内容和主要方法，甚至透过题目还能看出其假说的科学性。欲达此目的，立题必须力争做到鲜明、具体、确切，若能同时反映出"立意新颖"则更佳。

目前，有些科研设计的立题尚不够理想，其中最常见的问题，不是题目过大就是笼统模糊，有的甚至使人观后不解其意或文题不尽符合。

例如，《中医疗法对结石病的疗效研究》一题，就不符合鲜明、具体、确切的要求。这个题目使人阅后不能获得一个明确的概念，因为它存在着一系列令人不解的问题。"中医疗法"指的是什么样的疗法，用什么药物；"结石病"是哪个部位的结石病，是患者的还是实验动物的；"疗效"指的是什么，是止痛、是排石、还是结石溶解……这些问题都不清楚。结石病乃一类疾病之总称，可以发生在身体的许多地方，即使是"胆道结石"或"尿路结石"，也包含了好几个不同的部位，何况还有胃结石、胰结石、涎腺结石、结膜结石等。再说不同器官或部位的结石可以引起不同的病理改变，不同成分的结石又各有其不同的物理化学性状。既然是科学研究，就需要对一些不同的情况加以明确。"中医疗法"的范围更是十分广泛，在传统医学中它几乎可以包罗万象。若将"结石病的中医疗法"作为一部书名，似乎还可以考虑；不过即使它是一部巨著，也未必能把这一方面的问题全部包括进去，何况此处仅仅是一项研究课题的名称。因此，可以说这个题目既过于庞大又模糊不清。

若将前一立题改为《金钱草煎剂对肾结石患者排石效果的初步观察》或《金钱草浸膏对大鼠尿路结石溶解作用的初步研究》之类，比原来的题目可能会好一些。至少不至于产生一系列疑问，基本上能使人得到一个比较清楚的概念。在科研工作方面，对上述修改题目中的"金钱草煎剂"或"浸膏"称为"处理因素"，"肾结石患者"或"实验动物大鼠"称为"受试对象"；"排石效果"或"溶石作用"称为"预期效应"；"初步观察"或"初步研究"是对该项工作的一种定性。处理因素、受试对象、预期效应是科研工作中的三个基本组成要素，因此在立题中应给予足够的重视，可能时应明确加以表达。

在拟定某些（而不是全部）研究课题的名称时，可适当考虑采用下列形式：

立题＝处理因素（具体而不含糊）＋受试对象（明确而不省略）＋

预期效应（限定而不笼统）＋工作定性（适当表达留有余地）

当然，大的研究题目并非绝对不能成立，如果确是从宏观出发制订一项大的科研计划，其题目必然也会很大。但此类题目毕竟是属于战略性的，其下一系列分题仍需各有一战术性的题目名称。战略性题目是总的探索方向，战术性的题目则是一个个具体的进攻目标。

2. 立题依据 此项内容要求回答"为什么要研究这个课题"，应该着重说明选定此一课题的出发点及主观与客观的条件是什么，选题的独创性、完成的可能性及其实际意义（实用性）如何。必要时尚需进一步说明，这个问题是根据什么临床经验、动物实验或其他间接经验提出来的。情报调研的情况和预试验的初步结果亦应在本项中反映出来，以增加确立这一选题的依据性。

（1）国内外现状：国外现状与国内现状应分别叙述，不要忽外忽内。先以数语简要交代一下有关该问题的历史沿革并非不可，但没有必要做过多的久远追溯。文字不宜过长，亦无须把前人的话都重复一遍，重点是介绍有关这一问题最近几年的研究进展和目前状况。

把握好本项内容的关键在于"全"和"新"两个字，即全面掌握情况，除日常所见到的一些资料之外，更重要的是在定题之前要进行一次系统的文献查阅并广泛收集信息。在拥有大量资料的基础上，通过时间上的和认识深度上的比较，自然可以了解到哪些成果或结论是新的，这就是现状。

然而，有些设计者未能很好地做到这一点，常常是随便找几篇近期文献，便以此为据作为"国内外"现状加以介绍。由于文献的查阅面和收集范围很窄，所了解到的情况必然具有一定的局限性，比较的余地也不会太多，自己选定的课题是在创新还是在重复他人早已做过的工作，实无把握。一旦有人指出："该问题早已有了结论，请阅某年某期某刊某文"，这样一来不仅现状"失真"，整个课题设计就成了一张废纸。

（2）目前水平与发展趋势：国内外现状是要求摆出已有的客观事实，这一项则要求陈述自己的主观见解。因此，重点是对最近的一些同类研究成果进行综合性评价，并在此基础上推测将要出现的势头和指出未来的方向。例如，有关这一课题的研究已经达到了什么样的地步，当前在同类研究中有何不足之处，有无相互矛盾的研究结果或结论，有待进一步阐明或解决的问题是什么，知识的空白点在哪里，推进或发展此一问题的关键何在等。在推测未来时还应指出，最近有关本课题的动向是什么，都有些什么新的苗头，正在朝哪方面前进，发展速度如何。有时还需要对当前的某些发展趋势做出估价和判断，是应该努力追赶或超过，还是应该改变研究方向。这些都需要以高度的洞察力进行观察，并进行深入分析，提出自己的独立见解。当然，所有这些认识和见解，均应与本课题的研究内容呼应起来。

3. **研究目标与内容** 包括阶段的和最终目标，即该项研究工作的段落和终点。因此，在此项中应着重说明这一研究课题最后要解决什么问题。为了解决这个问题，在研究中将分作几个步骤，都需要做些什么，拟从何处入手，重点研究哪个侧面，主攻方向是什么，到达哪一步或什么程度算是完成，将出现什么样的预期效果等。总之，要目标明确，内容具体，十分清楚地规划出自己的研究任务。

4. **研究方法及方案** 这是科研设计中一个重要的核心部分，全部内容都旨在说明"如何具体地进行研究"，因此这一项实际上就是通常所说的实验设计。实验设计是指导整个实验过程的重要依据，是达到研究目的的一项重要保证。实验设计要为验证假说选择一种最佳方案，以较少的人力、物力和时间，换取最大的科学研究成果。在正确的实验设计指导下，可使实验误差减少到最低限度，取得更多的数据资料，保证实验结果的可靠性。

实验设计方案的类型有多种，采用哪一种最合适，主要取决于研究的内容与目的。无论采用哪一种方案，均应重点说明受试对象的种类、选用标准、抽样方法、样本含量、对照分组，处理因素的性质、质量、强度、施加方法，效应观察的项目或指标、检测方法、判断标准，以及数据资料的收集方法和统计学处理方法等。为实验所制订的操作规程和记录表格，亦应在本项内容中加以说明，具体的条文和格式可附于科研设计书之后。

总之，研究方法或实验设计，就是针对题意并遵循科研三原则（重复、对照、随机化），对科研三要素（对象、因素、效应）进行合理安排的一个过程。

5. **现有研究条件** 研究条件主要指人员条件和物质条件两个方面。人员条件包括研究组成员的数量与质量，特别是科研工作经验、现有技术水平和能投入该项研究的时间，本项只要求重点介绍课题负责人的主要情况，例如在医学科研方面曾做过哪些工作，在与本课题有关的方面都做过什么等。其他一般情况及研究组的其他成员，可在另一项"组织与人员"中介绍。物质条件包括仪器、设备、材料、经济力量及研究对象（包括实验动物）等，其中最主要的是本项研究所需之仪器和设备是否齐全或基本具备，其性能如何，精确度有多高，可供使用的程度等亦需作一说明。一些较大的研究课题，还要说明有无专门的实验室或其他实验措施。若为大样本的临床研究，必须明确本单位现有床位数、年均住院患者数及病种构成指标概况等。如果是一项跨单位的协作研究，则协作单位的现有研究条件亦应一并提供。

6. **计划进度指标** 本项内容要求说明两个问题：①完成整个研究课题所需要的时间；②几项主要工作的具体进度计划（各研究阶段所要达到的目标和时间）。制订出这些指标，既便于有关方面随时进行检查，又有利于研究组各成员按部就班地进行工作，对于督促课题的如期完成很有好处。

7. **研究经费预算** 将科研设计中所涉及的经费如实验动物购置费、实验试剂盒耗材、论文版面费、人员劳务费等，尽量预算准确。

8. **参考文献问题** 在科研设计中常需引用一些重要的观点、数据、结论等，对此必须注明其出处，以便审查时进行核对。如果所涉及的参考文献不多，亦可在正文中的引句之后注明；若参考文献在五条以上，最好是在引句处用肩号标明顺序，末尾单独设立"参考文献"一项。个别的科研设计有在文末写"参考文献从略"，这是绝对不能容许的。科研设计不能与一篇普通的文章相比，而且科研设计书也不像某些刊物那样有较严格的篇幅限制，因而"从略"是没有道理的，只能反映其"三严"较差。

第六章　如何进行医学论文写作

医学论文是医学科研工作的最后阶段，通过文字形式记录医学研究的最新结果。因此，撰写医学论文要把握医学论文的基本要求、选题方法及一般体裁，从而达到主题和形式的和谐统一。

一、医学论文的基本要求

1. **创新性**　是指文章要有新意，要发展医学成就，破解医学问题。医学论文有无创新，选题是关键。选题创新是医学论文写作的灵魂，是衡量医学论文价值的重要标准。可体现在：①理论方面的选题应有创新见解，既要反映作者在某些理论方面的独创见解，又要提出这些见解的依据；②应用方面的选题应有创新技术等，也就是要写出新发明、新技术、新产品、新设备的关键，或揭示原有技术移植到新的医学领域中的效果；③创新性还包括研究方法方面的改进或突破。

2. **可行性**　是指能够充分发挥作者的综合条件和可以胜任及如期完成医学论文写作的把握程度。选题切忌好高骛远，脱离实际，但也不应过低，影响主客观的正常发挥，降低医学论文的水平。影响选题的可行性因素有：①主观条件，包括作者知识素质结构、研究能力、技术水平及特长和兴趣等；②客观条件，包括经费、资料、时间、设备等。

3. **实用性**　撰写医学论文的目的是为了交流及应用。要从实际出发，选择能够指导科研、指导临床、造福人类的主题，因此，选题的实用性尤为重要。

4. **科学性**　医学论文是临床和医学科学研究工作的客观反映，其写作的具体内容应该是取材客观真实、主题揭示本质、科研设计合理、论证科学严谨、表达逻辑性强、经过实践检验。所以，严格遵守选题的科学性原则，是医学论文写作的生命。

5. **前瞻性**　要选择有研究价值及发展前途的主题，应积极开发研究新领域、新学科和新理论，即要具有前瞻性。

二、医学论文的一般体裁

医学论文有以下 8 种体裁：实验研究、临床分析、疗效观察、病例报告、病例（理）讨论、调查报告、文献综述和专题讲座。

1. **实验研究**　一般为病因、病理、生理、生化、药理、生物、寄生虫和流行病学等实验研究。主要包括：①对各种动物进行药理、毒理实验，外科手术实验；②对某种疾病的病原或病因的体外实验；③某些药物的抗癌、抗菌、抗寄生虫实验；④消毒、杀虫和灭菌的实验。

2. **临床分析**　对临床上某种疾病病例（100 例以上为佳）的病因、临床表现、分型、治疗方法和疗效观察等进行分析、讨论，总结经验教训，并提出新建议、新见解，以提高临床疗效。

3. **疗效观察** 指使用某种新药、新疗法治疗某种疾病，对治疗的方法、效果、剂量、疗程及不良反应等进行观察、研究，或设立对照组对新旧药物，或疗法的疗效进行比较，对比疗效的高低、疗法的优劣、不良反应的种类及程度，并对是否适于推广应用提出评价意见。

4. **病例报告** 主要报告罕见病及疑难重症，虽然曾有少数类似报道但尚有重复验证或加深认识的必要。

5. **病例（理）讨论** 临床病例讨论主要是对某些疑难、复杂、易于误诊误治的病例，在诊断和治疗方面进行集体讨论，以求得正确的诊断和有效的治疗。临床病理讨论则以对少见或疑难疾病的病理检查、病理诊断及相关的病理表现进行讨论。

6. **调查报告** 在一定范围的人群里，不施加人工处理因素，对某一疾病（传染病、流行病、职业病、地方病等）的发病情况、发病因素、病理、防治方法及其效果进行流行病学调查研究，给予评价，并对防治方案等提出建议。

7. **文献综述** 以某一专题为中心，查阅、收集大量国内外近期的原始医学文献，经过理解、分析、归纳、整理而写出综述，以反映该专题的历史、现状、最新进展及发展趋势等情况，并做出初步的评论和建议。

8. **专题讲座** 围绕某专题或某学科进行系统讲授，介绍医学发展新动向，传播医学科研和临床上实用的新理论、新知识、新技术、新方法，更新传统的理论、知识和技术，改善知识结构，推动医学科技进步。根据对象不同，可分为普及讲座和高级讲座。

三、写作基本要求

（1）明确表达出研究意义和创新点、研究手段的先进性。研究方法设计严密合理，研究指标和统计方法可靠，论点准确，论据客观，论证符合逻辑，推理严谨，结论可靠。

（2）论文要体现出一定的工作量，较为先进的研究方法，论文字数在 3000～5000 字，病例报告在 1000 字左右。

（3）格式规范，结构比例合理，语言通畅，文字简洁，医学专业术语符合要求，段落间和句子间的表达符合逻辑，条理清晰，层次分明。

（4）图表清晰，标识明确，数据准确，文字与图表配合得当。

（5）注意科研道德问题，如按照主观的数据证明主观论点，编造实验结果，盗用他人结果，侵犯他人著作权等。严重者会追究法律责任。

四、论著基本格式

论著基本格式包括中、英文摘要（附关键词），前言，材料与方法，结果，讨论，参考文献等。

1. **中、英文摘要** 中文摘要应语言简练，层次清楚，能够表达全文的中心思想。

中文摘要后要另起一行写出 3～5 个关键词，关键词应符合目录检索时确定关键词的要求。

英文摘要内容应与中文摘要相对应，但不意味着一字一句地进行汉译英。英文表达力求符合英文的方式和习惯。写法应明确标出 Objective，Methods，Results，Conclusions 四部分。英文摘要需要在标题后写出作者姓名和作者单位。关键词（Key words）应与中文相对应。

2. **前言**　也称序言、引言。前言中主要表达研究该课题的意义，此项研究处于什么研究水平，其创新之处何在。一般而言，通常按着历史顺序，通过简述他人在该领域的研究概况，提出目前还有什么问题尚未解决，为什么要研究这个问题，解决该问题有何意义。同时也应简述要做的工作与他人的工作有何不同之处，创新点是什么。注意：①不要写得冗长，要开门见山，言简意赅，一般在 100～200 字，甚至几十个字。②防止多中心论，即在前言中感觉要解决许多问题，要解决的主要矛盾不突出，或者要解决的问题过多，或主次不分。一个课题最好集中解决一两个问题。整个前言要围绕中心问题展开。③通过前言要体现出该课题的学术水平，勿夸大其词。慎用"国内首创""填补国内外空白"等，不轻易写"尚无人报道"等。

3. **材料与方法**　一般分为实验材料和研究方法两部分。

（1）实验材料包括实验动物或患者（受试对象）、使用的主要设备、主要试剂和药品。实验动物要求写出动物品系、等级、体重、性别（必要时）、提供单位等。设备和药品应标明厂家和产地等，便于专家对其实验结果的可靠性进行评价。注意不要列出常规的设备和试剂。

（2）医学研究方法主要有实验研究、病例分析及调查研究等。要证明一个问题，需要采集一些客观指标（论据）。实验研究主要通过科学实验获得可靠的指标。因此在论文中，首先要展示选择了哪些研究指标，为什么选择这些指标，这些指标的先进性、灵敏性、特异性如何；其次要清楚选择这些指标想说明什么，想证明什么。研究指标基本可以反映研究水平。要将定性指标与定量指标结合起来。

4. **结果**　是经过研究后所得到的指标的展示。一般通过文字描述与图表的配合，客观地报道研究结果。在研究过程中，可能做了许多实验，但不是所有的实验都能证明要解决的问题。因此在组织这部分内容时，也有一个围绕论点出示最有力的证据问题，不要平铺直叙地罗列实验结果。对能够证明某方面问题的结果要探讨依据何种方式表达更为清楚。一般认为，能够使用图表表达清楚的部分，尽量少用文字，文字只用于补充和说明。表是常用的结果表达方式之一，具有直观、便于分析的特点。图也是重要的表达方式之一，具有形象、简洁易懂的优点。统计图有直线图、直方图、示意图、曲线图、模式图、比例图等，可根据内容选择使用统计图的类型。另外，在许多论文中需要使用照片展示结构的形态学特点，作为证据说明研究结果，要求能清楚地显示所要表达的结构，视野选择好、放大倍数合理、清晰度高、反差适中、图内标识要清楚、照片大小适中。图注写明标本来源、切片方位、厚度及染色方法、放大倍数等。

5. 讨论　在对研究结果分析的基础上，根据本人的实验结果提出论点，然后用翔实有力的论据（本人观察结果、他人结论、公认的约定俗成的经典理论）去证明本文结论的可靠性。讨论是核心部分，是反映论文质量和水平的关键。要写好讨论应注意以下几个问题：第一，论点要扣住主题（标题），抓住主要问题，不能偏离主题。要求整个讨论只紧紧围绕一个中心（论点）展开，最多不能超过两个中心，防止多中心论。第二，论点要十分清晰、鲜明，不能含糊其词。要让读者一目了然，并有耳目一新之感（创新性）。第三，在写讨论部分之前，做好结构安排非常关键。即确定论点后，选择哪些论据来阐明该论点。如果想从几个方面阐明论点，可以采用副标题的方法，但应注意副标题要紧紧扣住论点，不要把问题写散了。因此在写之前，必须对研究数据进行选择，无关紧要的研究资料可暂不用，不必在实验结果中体现出来。防止将做过的实验结果无论与论点有多大关系，不加选择地都写在论文中的现象。另外，讨论中的副标题不能很多，不要超过 3 个，而且每个副标题中的内容要论述的有深度，阐明观点，字数不宜过少。第四，讨论中必须有用本人的研究结果作为论据说明论点的部分（与综述之区别），同时还涉及引用国内外其他作者研究结论的问题。通过对他人结论的引证、分析及与本人资料的比较，来证明本人提出论点的正确性。当结论与经典理论或知名专家的结论不一致时，一般主张使用可能、大概等字样解释原因。当然又不能过分相信他人的结果而怀疑和放弃自己的结果，如果不敢坚持自己的结论，说明研究工作是失败的，提出的论据是不可靠的。由于工作的局限性，可能在有些问题上与他人的研究存在差异，则要通过分析指出存在差异的原因，最好能提出今后解决这一问题的思路。在讨论中往往还会碰到一些目前研究中人们尚不能解释的问题，此时不能回避，应当指出解决该问题有何意义，并提出今后的工作思路。第五，在讨论中需要引用他人文献说明问题时，一般要求只引用结论性语言。如果需要解释结果不一致的原因时，可以通过展示他人的方法说明结论的差异。不要间接引用文献，即所引用结论是在文献中亲自见到的。

6. 参考文献　不仅可以反映论文作者的科学态度、论文的科学水平、结论的可靠性，同时还为论文评阅者评估论文提供了依据，也为读者的学习和进一步研究提供了便利条件。应尽量引用最新而有代表性的文献，所引用的文献必须是本人读过的。不要引用间接文献和过于陈旧和无关紧要的文献，引用文献数量少则几篇，多则几十篇。引用的文献必须是正式出版文献，一般包括教科书、专著、期刊和论文汇编等。

有时会布置课后作业，选择一课题并查阅文献后写出开题报告。

第七章　文献检索概述

科学研究工作除需要坚实的专业知识外，还必须建立在占有大量文献资料的基础上，否则就难以达到创新和取得优秀成果。只有在系统地掌握了有关本课题的国内外现状、发展水平与动向，并充分研究了前人成功的经验和失败的教训之后，才能很好地进行选题与定题，少走弯路和避免重复劳动。为了争取做到这些，在着手进行研究之前和研究过程当中，文献检索是必要的不可避免的一项重要工作。

一、科技人员必须学会文献检索

不善于查找文献或未能认真地检索文献，是造成课题重复和无效劳动的重要原因。曾有专家指出，我国科学院系统的课题约 40% 是在重复国外已经完成的项目。其实，这种现象不仅在中国存在，外国亦有之，只是程度上的差别而已。例如，美国与英国之间有 10% ~20% 的科研项目是互相重复的；美国国内也有约 10% 的科研课题是在重复以前的结果。美国相关机构亦曾做过估计，由于查阅文献不够，以致科研工作重复而造成的浪费，至少占科研经费总金额的 10% ~42% 。

二、科技文献检索工具

工欲善其事，必先利其器。要想取得科研成果，必须先做好科技文献检索工作；而要想加强和完善科技文献检索工作，又必须不断充实、改进和提高可供利用的种种检索工具。时至今日，有关科技文献的检索工具不仅种类繁多，形式各异，而且可供利用的手段亦日趋现代化。

什么是文献检索工具？情报工作者收集大量分散的文献经过加工和标引纳入检索系统，使用者又通过此一检索系统查找自己所需要的文献，这就是文献检索的全过程。在此过程中将两者联系起来的纽带便是检索工具。简单地说，凡是能向人们提供查找一次文献线索者均可称为文献检索工具。除提供线索外，文献检索工具还具有信息报道和知识积累的作用。

文献检索工具的使用方式有手工检索与机械检索两种。供手工检索用的主要是印刷型的书刊或卡片，需通过人工一步步进行查阅。这种方式虽比遍览群刊省时省力得多，但仍需耗费一定的时间与精力。机械检索除卡片式机电检索系统和光电检索系统外，目前主要是指以磁性材料为载体的电子计算机检索，若能很好地对其加以应用，基本可以满足现代科学研究工作对于情报检索的需要。有关电子计算机文献检索的一些必要知识，将在后面进行专门的讨论。

科技文献检索方法分为手工式检索和计算机检索两大类。

三、计算机检索

计算机检索是用计算机来处理和查找信息的电子化信息检索系统，它通常由计算机、数据库、检索软件、检索终端及其他外部设备构成。目前，计算机检索以其检索范围广、检索适应性强及快捷高效等特点被广泛地应用在文献检索工作中，成为文献检索的发展方向；并且也由单纯的文献检索发展到全文检索、文字声音和图像一体化检索。利用计算机检索文献信息有两种形式，一种是利用单机检索，另外一种是利用计算机网络检索。单机检索指利用已有的静态的数据库进行检索（主要是以光盘为载体的数据库）；而利用计算机网络检索除了可以检索专业的动态数据库以外，也可以检索其他网络资源。显然，后者更具有优越性。

1. **单机检索（略）**

2. **计算机网络检索**　是指研究者在计算机检索系统的终端上，通过通信网络，以人—机对话方式，查询远距离计算机检索系统中的数据库或国际互联网（internet），从而获得所需的文献信息。计算机检索系统主要由检索终端、通信网络、计算机检索中心或相关网站及数据库等三部分构成。

（1）利用网上教育文献数据库进行文献搜索：许多政府机构或情报机构在网上建立了教育信息数据库，直接为教育研究提供服务。研究者可以连接至该数据库进行文献的全文或摘要检索，如果是全文，研究者还可以存盘或打印。如"中国期刊全文数据库（CJFD）"是目前世界上最大的连续动态更新的中国期刊全文数据库，覆盖理工 A（数理化天地生）、理工 B（化学化工能源与材料）、理工 C（工业技术）、农业、医药卫生、文史哲、经济政治与法律、教育与社会科学、电子技术与信息科学等学科领域，收录1994年至今国内公开出版的6100多种核心期刊与专业特色期刊的全文，纳入全文文献1000余万篇，题录1500余万条，分九大专辑，126个专题文献数据库，数据完整性达到98%。"基础教育全文数据库（CFED）"则是我国目前唯一经国家批准正式出版发行的教育类专题电子期刊，它依托 CNKI 工程与出版单位、高校科研与学术团体的长期合作，合法收录、连续不断地出版我国绝大多数教育类公共信息资源，基本上集成整合了基础教育所涉及的期刊、报纸、图书、博硕士论文、会议论文，该数据库目前文献总量达到300多万篇（部），并每年新增120多万篇（部）；其中期刊、报纸文献选自我国1100多种基础教育类报刊和6600多种各学科领域的学术期刊，20多万部图书选自北京四中、北京教育学院、清华大学等图书馆，5万多本博硕士论文选自全国1500多个博士培养点及相关硕士培养点，会议论文来自全国重要的教育会议论文集。

英文最有影响的综合性数据库（Ebscohost 数据库）是美国 Ebsco 公司三大数据系统之一（另外还有 Ebscoonline 数据库和 Ebsconet 数据库），也是目前世界上比较成熟的全文检索数据库之一，共包括60多个专项数据库，其中全文库10余个。学术期刊数据库 ASP（academic search premier）是 ASE 的升级版，包括计算机科学、生物科学、物理学、化学、咨询科技、通信传播、工程、教育、社会科学、医药学等领域的7373种期刊，约4000种有全文，其中同行评审刊（peer-reviewed publications）3100种，被

SCI 和 SSCI 收录的核心期刊约 1000 种，所收期刊最早年份为 1975 年。最大的教育文献数据库是美国教育资源信息中心（the education resource information center，ERIC）。研究者可到该中心的 acesseric（http：//www. acesseric. com）连接其专题数据库进行查询，也可通过 askeric（http：//www. askeric. com）提交查询问题，由工作人员在两个工作日内给查询者提供的 E-mail 邮箱寄来查询结果。如果查询的摘要有文档编号，可同其文档复制部门（http：//www. edrs. com）取得联系，定购该文档的全文复印件。

（2）利用网上图书馆查阅教育文献：许多图书馆开展了基于互联网的读者服务项目，主要内容有：通过互联网进行馆藏书目查询，建成数字图书馆供读者查询，提供电子文献供读者下载，提供光盘数据库，提供读者联网检索等。我国国家图书馆不仅建立了为公共服务的馆藏书目网上查询系统，其数字图书馆也正在建设中。一些信息情报机构和高等院校等单位也在建设自己的数字图书馆，如超星数字图书馆已成为全球最大的中文数字图书馆。中小学多媒体数字图书馆、北京大学数字化图书馆、清华数字图书馆、天津市高等院校数字化图书馆和河北省高等院校数字化图书馆等文献的藏有量也都很大。

四、几种常用的检索工具

《医学索引》（index medicus，IM），《医学文摘》（excerpta medica，EM），《生物学文摘》（biological abstracts，BA），《化学文摘》（chemical abstracts，CA），PubMed 医学数据库，中国知网数据库。

第八章 动物实验基本技能操作

一、观看教学课件

【教学要求】

直观了解动物实验基本操作技术。

【教学器材】

BL-420E 系统、配套电脑、"动物实验基本操作技术"教学光盘。

【教学方法】

每两人一组，观看并学习多媒体教学课件。教师讲解实验家兔颈、胸、腹部器官解剖及血管神经分布的结构特点。

【教学内容】

（1）动物实验常用的麻醉药品及麻醉方法。

（2）实验动物的捉拿、麻醉、固定、给药、取血、处死方法等。

（3）常用手术器械介绍及使用。

（4）切口与止血。

（5）各种插管组织分离术。

（6）开颅术。

（7）其他。

二、动物实验基本技能训练

【实验目的】

主要掌握家兔的颈、腹部手术的操作技能。

【实验动物】

家兔。

【前期准备】

（1）注射器结构、规格及使用方法。

（2）家兔的捉拿、给药（静脉注射、肌内注射、腹腔注射、皮下注射）。

（3）家兔静脉麻醉指标的观察：呼吸平稳、角膜反射消失、肢体和腹壁肌肉紧张度下降或消失、对疼痛刺激的反应消失（用止血钳或镊子夹皮肤）。

（4）家兔的背位固定。

（5）颈部切口与止血：做切口前必须用粗剪刀剪去手术野的被毛。同时将剪下的被毛放在装有水的污物杯中。根据实验选定切口部位、切口长短。手术者手持手术刀，以合适的力度切开皮肤和皮下组织，直达肌肉。也可用组织剪先剪一小口，然后再向上、向下剪到需要的大小。切口应尽量避开血管以减少出血。如有出血应及时可靠止血。常用的方法有：①压迫止血法，用温热盐水纱布或棉球压迫止血，一般组织渗血可以解决。②钳夹止血法，用止血钳尖端垂直对准出血点迅速、准确钳夹一会儿，松开后不再出血，一般小血管出血用此法。③结扎止血法，较大的血管出血，应用血管钳夹住出血点后进行结扎止血。

（6）肌肉、血管、神经的分离：分离肌肉时，若肌纤维走向与切口一致，应尽量用止血钳从肌间隔进行钝性分离。若相反，则应两端先用止血钳夹住，再从中间剪断后分离血管、神经。应尽量注意保持局部原来的解剖位置和毗邻关系。看清楚后再遵循"先神经后肌肉、先细后粗"的原则进行分离。分离过程中应细心、动作轻柔，以防损伤，同时可保持神经的兴奋性。每分离好一根血管、神经，要用浸了生理盐水的湿丝线穿过其下方，以备实验中结扎和提起。

【家兔的颈部手术】

1. 家兔气管切开及插管术 将已经麻醉好的家兔背位交叉固定在兔手术台上，剪去颈部被毛，根据动物大小在颈部正中线从甲状软骨下到胸骨上沿做 5~8cm 的切口。用止血钳纵向钝性分离皮下组织，可见到胸骨舌骨肌。沿左、右两侧胸骨舌骨肌肌间隙分离肌肉，并将两条肌肉向外侧牵拉，以充分暴露气管。再用止血钳将气管与背侧的结缔组织和食管分离，游离家兔气管一段，并在其下穿线备用。用手术剪于甲状软骨下 3~4 软骨环处做倒"T"形切口。气管上的切口不宜过大或过小。如气管内有出血或分泌物可用棉球擦净，然后将气管插管由切口处向胸腔方向插入气管腔内，用备用线结扎导管，并固定在气管插管的分叉处，以防导管滑脱。如果发现气管内有出血或分泌物，应拔出插管清除干净后重新插管。

2. 颈外静脉的分离及插管 沿颈部正中线从甲状软骨下到胸骨上沿做 5~7cm 的切口，亦可用组织镊或止血钳轻轻提起两侧皮肤，沿颈部正中线切开颈部皮肤约 1cm 的小口。随后用血管钳紧贴皮下向上、向下钝性分离皮下组织，再用手术剪剪开皮肤达所需的切口长度。用血管钳或镊子轻轻提起皮肤，用手指从皮肤外将皮肤外翻，就可以见到颈外静脉。沿血管走向用止血钳钝性分离浅筋膜，暴露血管 3~5cm 并在其下穿线备用。用动脉夹夹闭血管近心端，待血管充盈后再结扎远心端。于结扎线前面一点用眼科剪做"V"形切口剪开血管，用玻璃分针或眼科镊插入血管内挑起血管，将已经准备好的静脉导管插入 2~3cm，用备用线结扎。

3. 颈总动脉插管术 颈总动脉插管是一项常用的实验技术，能否顺利完成是整个实验的关键。

（1）术前准备：选择合适的动脉插管，连接血压换能器塑料管并将动脉插管内充满抗凝剂（肝素生理盐水溶液），排尽里面的空气，用动脉夹夹闭与换能器相连接的塑料管备用。

（2）动脉插管：将分离好的颈总动脉尽量靠头端（远心段）用线结扎，在近心端用动脉夹夹闭血管，在靠头端结扎线处用左手拇指和中指拉住结扎线头，食指从血管背后将血管轻轻托起，右手持眼科剪在靠近头端结扎线处与血管成锐角做"V"形切口，剪开血管直径的 1/3。将已准备好的动脉插管从切口处向心脏方向插入合适的长度。用线打双结结扎，再固定于导管的胶布上。松开动脉夹可见导管内液体随心脏的收缩而波动。如有浸血说明结扎不紧，应再次用动脉夹夹闭血管近心端，重新结扎或加固。

根据实验动物的种类、大小、实验项目的不同，选择合适的插管是实验成功的第一步。正确切开皮肤、分离皮下组织、游离目标器官是必不可少的手术过程，正确无误地将插管插入并固定好是成功的关键。

【家兔的腹部手术】

1. 家兔的静脉麻醉　麻醉指标的观察包括呼吸平稳、角膜反射消失、肢体和腹壁肌肉紧张度下降或消失、对疼痛刺激的反应消失（用止血钳或镊子夹皮肤）等。

2. 家兔的背位固定　家兔麻醉后背位固定于手术台上。

3. 膀胱插管术　剪去耻骨联合以上的下腹部被毛，于耻骨联合上 0.5cm 处沿正中线做皮肤切口 3~5cm，即可看到腹白线。沿腹白线切开或用止血钳或镊子在腹白线两侧夹住肌肉轻轻提起，用手术剪剪开一小口，然后左手食指和中指从小口伸入腹腔并分开，右手用手术剪在两指间向上、向下剪开腹壁 3~4cm。此时如果膀胱充盈极好辨认，如空虚则可根据解剖位置和形状找到。轻轻将膀胱移出腹腔，在膀胱顶部血管少的地方做一小切口，将准备好的膀胱插管插入膀胱，尽量使用漏斗状的插管。

4. 输尿管插管术　按膀胱插管的手术步骤找到膀胱，用手轻轻将膀胱拉出腹腔，于膀胱底部膀胱三角的两侧找到输尿管。如周围脂肪太多，可用手触摸到输尿管后，再用玻璃分针仔细分离出一段输尿管，在其下穿线备用。左手小指托起输尿管，右手持眼科剪与输尿管成锐角做"V"形切口切开输尿管的壁，将已经充满液体的输尿管插向肾脏方向并结扎固定。

5. 注意事项

（1）认清解剖位置和毗邻关系，准确找到输尿管，切勿将输精（卵）管、血管误当作输尿管。

（2）手术操作应轻柔、快捷、准确。

（3）要保持输尿管畅通，避免扭曲。

（4）术后用湿盐水纱布覆盖切口，避免损伤性尿闭的发生。

第九章 神经肌肉标本的制备

【实验目的】

生理学实验中常用蟾蜍或青蛙的坐骨神经腓肠肌标本来观察兴奋性、刺激的规律及骨骼肌的收缩性等，故要求每个学生制备一个完整的坐骨神经腓肠肌标本。

【实验原理】

骨骼肌受躯体运动神经的支配，刺激神经使神经细胞产生兴奋，兴奋沿神经纤维传导，通过神经肌接头的化学传递，使肌肉终板膜上产生终板电位。终板电位可引起肌肉产生兴奋（即动作电位），传遍整个肌纤维，再通过兴奋-收缩耦联使肌纤维中粗、细肌丝产生相对滑动，宏观上表现为肌肉收缩。

【实验材料】

蛙板、刺蛙针、蛙钉、粗剪、有齿镊、玻璃分针、方盘、滴管、培养皿、线、纱布、任氏液、铜锌弓等。

【实验对象】

蟾蜍或青蛙。

【实验步骤】

1. **破坏脑和脊髓** 取蟾蜍1只，用自来水冲洗干净。左手握蟾蜍，用食指压住头前部使头前俯，右手持刺蛙针由头部前端沿中线向尾端触划，凹陷处即枕骨大孔。由此垂直刺入，然后将刺蛙针稍退，向前倾斜刺入颅腔以破坏脑组织。再将针退出，向尾端倾斜刺入椎管以破坏脊髓。蟾蜍表现为四肢松软、呼吸消失，表示已完成破坏。

2. **去蟾蜍皮肤** 左手持蟾蜍脊柱，用粗剪将其皮肤沿身体剪一圈，右手用力向下拉，取掉腹部和全部后肢皮肤。

3. **去躯干上部及内脏** 打开腹腔，找到腹后壁坐骨神经发出来的部位，在其上第2个椎骨横断脊柱。将蟾蜍头、前肢及内脏去掉，仅保留一段脊柱、骶骨及双后肢，放在盛有任氏液的培养皿中，并将手及用过的器械冲洗干净。

4. **分离两腿** 左手将标本提起，右手握粗剪沿正中线将脊柱分为两半，从耻骨联合中央剪开两侧大腿，将标本置于任氏液中。

5. **游离坐骨神经** 取一腿置于蛙板上，用蛙钉固定脊柱端。用玻璃分针沿脊柱向下游离坐骨神经。再沿坐骨神经找出其大腿部分，小心分离至腘窝，其中坐骨神经的分支全部剪断，即成坐骨神经小腿标本。

6. **分离腓肠肌** 用玻璃分针将腓肠肌与跟腱分离，穿线结扎，在结扎处下端剪断跟腱。左手提起腓肠肌，右手用剪刀剪去周围组织，仅保留腓肠肌起始端与骨的联系。

7. **游离坐骨神经腓肠肌标本** 在膝关节上方留一段股骨，除腓肠肌外，将膝关节下方的小腿全部去掉，即成坐骨神经腓肠肌标本。

【观察指标】

用铜锌弓刺激坐骨神经,如发现腓肠肌收缩则说明标本制备成功。

【注意事项】

(1) 实验过程中随时向标本滴加任氏液以保持其活性。

(2) 制备标本时勿用力拉扯,不能用金属器械触碰神经和肌肉。

第十章 神经干动作电位传导速度及兴奋性测定

【实验目的】

运用电生理实验技术测定蛙类坐骨神经干的单相、双相动作电位和其中 A 类纤维冲动的传导速度，并观察机械损伤、药物对神经兴奋和传导的影响。掌握坐骨神经干标本的制作。

【实验原理】

神经纤维在接受阈上刺激后产生动作电位（全或无），产生后沿其神经纤维以一定的速度传导。神经干由许多神经纤维组成，从神经干引导的动作电位是这些神经纤维的复合动作电位。通过置于神经干上的电极，可以引导出不同的单相、双相动作电位。不同的神经纤维传导速度也不同。蟾蜍坐骨神经干主要由 Aα 类纤维组成，传导速度为 $30\sim40\text{m/s}$。神经损伤及药物作用等对神经的兴奋、传导都有影响。本实验通过测定不同条件下神经干动作电位的参数变化，探讨其机制。

【实验材料】

蛙板、刺蛙针、蛙钉、粗剪、有齿镊、玻璃分针、方盘、滴管、培养皿、线、纱布、任氏液、3% 普鲁卡因溶液、3mol/L KCl 溶液等。

【实验对象】

蟾蜍或青蛙。

【实验步骤】

1. **坐骨神经干制备** 蟾蜍破坏脑和脊髓，去前肢和内脏，后肢剥皮浸于任氏液中。蟾蜍后肢背面向上置于蛙板上，剪去尾椎。标本腹面向上，用玻璃分针分离脊柱两侧神经丛，用线在近脊柱处结扎，剪断神经。将神经干从腹面移向背面。标本背面向上固定，从大腿至跟腱分离坐骨神经。坐骨神经标本置于任氏液中备用。

2. **仪器连接和参数** "实验"菜单中选择生理科学实验中的"神经干动作电位"进入实验信号记录状态。仪器参数：1、2 通道时间常数 0.02s，滤波频率 1kHz，灵敏度 5mV，采样频率 40kHz，扫描速度 0.5ms/div。单刺激方式，刺激幅度 1.0V，刺激波宽 0.1ms，延迟 5ms，同步触发。

3. **动作电位引导** 神经干标本置于标本盒的电极上，神经与电极接触良好，调节刺激电压，记录动作电位。

【观察指标】

1. **蟾蜍坐骨神经干复合动作电位参数测定**

（1）将神经干中枢端置于刺激电极处，用刺激电压 1.0V、刺激波宽 0.1ms 的方波刺激神经干，测定第 1 对引导电极引导的双相动作电位正相波与负相波的振幅（Ac1、Ac2）

和时程（Dc1、Dc2）。

（2）将神经干末梢端置于刺激电极处，用刺激电压 1.0V、刺激波宽 0.1ms 的方波刺激神经干，测定第 1 对引导电极引导的双相动作电位正相波与负相波的振幅（Ap1、Ap2）和时程（Dp1、Dp2）。

2. **动作电位传导速度测定** 将神经干中枢端置于刺激电极处，用刺激电压 1.0V、刺激波宽 0.1ms 的方波刺激神经干，记录通道 1、2 产生动作电位起始时间差，根据 $\upsilon = S\ R1 - R2/\Delta t$ 计算出 Ap 的传导速度。

3. **引导电极间距离的变化对动作电位振幅的影响** 取下第 2 对引导电极，用刺激电压 1.0V、刺激波宽 0.1ms 的方波刺激神经干，分别记录第 1 对引导电极间距离为 10mm、20mm、30mm 时的动作电位的正负相振幅（A1、A2）。

4. **单相动作电位引导** 用镊子将第 1 对引导电极之间的神经夹伤，用刺激电压 1.0V、刺激波宽 0.1ms 的方波刺激神经干，测定第 1 对引导电极引导的单相动作电位的振幅（Am）和时程（Dm）。

5. **刺激强度（U）变化对动作电位振幅（A）的影响** 用刺激波宽 0.1ms、刺激电压从 0.1V 按步长 0.05V 不断增加，测定不同刺激电压下动作电位振幅的变化，直到动作电位不再增大为止。记录阈刺激强度（Uth）和最大刺激强度（Umax）及所对应的动作电位振幅。

6. **3mol/L KCl 溶液处理后的影响** 将一小块浸有 3mol/L KCl 溶液的滤纸贴附在第 2 对引导电极的后一电极的神经干上，用刺激电压 1.0V、刺激波宽 0.1ms 的方波刺激神经干，记录 KCl 溶液处理前及处理后 5min 时第 1 对引导电极引导的动作电位振幅（Ap）和时程（Dp）。

7. **3% 普鲁卡因溶液处理后的影响** 换一神经干，将一小块浸有 3% 普鲁卡因溶液的滤纸贴附在第 1 对引导电极的后一电极的神经干上，用刺激电压 1.0V、刺激波宽 0.1ms 的方波刺激神经干，记录普鲁卡因溶液处理前及处理后 5min 时第 1 对引导电极引导的动作电位振幅（Ap）和时程（Dp）。

【注意事项】

（1）实验过程中随时向标本滴加任氏液以保持其活性。

（2）制备标本时勿用力拉扯，不能用金属器械触碰神经和肌肉。

第二篇 基础性实验

实验一 红细胞的渗透脆性

【实验目的】

加深理解红细胞渗透脆性和血浆晶体渗透压相对稳定的生理意义，准确配制不同浓度的低渗盐溶液。

【实验原理】

红细胞对低渗盐溶液有一定的抵抗力。这种抵抗力的大小表现为在不同低渗盐溶液中是否发生溶血现象，可反映红细胞膜的脆性大小。正常人的红细胞最大抵抗力为 0.35% ~ 0.25% NaCl 即全部溶血；最小抵抗力为 0.45% ~ 0.40% NaCl 即部分溶血（兔红细胞脆性正常值：最大抵抗力为 0.34% ~ 0.32% NaCl，最小抵抗力为 0.46% ~ 0.42% NaCl）。

【实验材料】

试管架、试管、2ml 注射器、20ml 注射器、8 号注射针头、1% NaCl 溶液、蒸馏水、肝素、络合碘等。

【实验对象】

家兔。

【实验步骤】

（1）取试管 10 支，编号后依次排列在试管架上。

（2）制备低渗盐溶液（表 2–1）。

表 2–1 不同浓度低渗盐溶液的配制及红细胞溶血情况

	1	2	3	4	5	6	7	8	9	10
1% NaCl 溶液（ml）	1.40	1.30	1.20	1.10	1.00	0.90	0.80	0.70	0.60	0.50
蒸馏水（ml）	0.60	0.70	0.80	0.90	1.00	1.10	1.20	1.30	1.40	1.50
NaCl（%）浓度	0.70	0.65	0.60	0.55	0.50	0.45	0.40	0.35	0.30	0.25
实验结果										

（3）兔心取血，即抗凝血的制备。

方法：左手触摸兔左侧第 3、4 肋间（即选择心搏最明显处）胸骨左缘外 3mm 处，将针头插入第 3 肋间隙取血 10ml（注射器内提前吸入少许肝素）。

（4）观察结果。向每支试管内加入 1 滴抗凝血后轻轻摇匀，在室温下静置 30min 后观察结果。

【观察指标】

（1）未溶血，红细胞沉于管底，上液无红色。

（2）部分溶血，管底有红细胞，上液呈淡红色。

（3）全部溶血，管底无红细胞，液体全部为透明红色或粉红色。

【注意事项】

（1）试管口径应大小一致。

（2）最好用肝素抗凝，其他抗凝剂易改变渗透压。

（3）振摇不宜过重，以免发生溶血。

实验二 ABO 血型的测定

【实验目的】

掌握凝集反应的原理，玻片法和试管法凝集实验的实验方法和结果分析。了解凝集反应的基本类型及血型鉴定的各种方法，包括正、反定型，血型板鉴定法和血型卡鉴定法。

【实验原理】

在一定浓度的电解质溶液中，颗粒性抗原与相应抗体结合后，出现肉眼可见的凝集块，称为凝集反应。人类 ABO 血型抗原主要有 A 和 B 两种，根据红细胞表面这两种抗原的有无可把血型分为四种。据此，将抗 A 和抗 B 抗体分别与待测红细胞混合，抗 A 或（和）抗 B 抗体与红细胞表面上的相应抗原结合而引起红细胞凝集，根据其凝集情况便可判定出受试者的血型。

【实验材料】

消毒采血针、载玻片、消毒棉签、抗 A 和抗 B 血型定型试剂、75% 乙醇、受检者血液。

【实验对象】

人。

【实验步骤】

1. **试管法**

（1）查抗原：取洁净小试管 2 支，分别标明抗 A、抗 B，用滴管加入抗 A 和抗 B 分型血清各 2 滴于试管底部，再以滴管分别加入受检者 5% 红细胞生理盐水悬液 1 滴，混匀。

（2）查抗体：取洁净小试管 3 支，分别标明 A 型、B 型和 O 型细胞。用滴管分别加入受检者血清 2 滴于试管底部，再分别以滴管加入 A 型、B 型、O 型 5% 试剂红细胞悬液 1 滴，混匀。

（3）立即 1000rpm 离心（离心时间为离心机校准时间）。

（4）轻轻摇动试管，使沉于管底的红细胞浮起，先以肉眼观察有无凝集（或溶血）现象，如肉眼观察不见凝集，应将反应物倒于玻片上，再以低倍镜观察有无凝集。

2. **玻片法**

（1）查抗原：取清洁玻片 1 张，用记号笔分别标明抗 A、抗 B，用滴管加入抗 A 和抗 B 分型血清各 1 滴于玻片标记相对应处，再以滴管分别加入受检者 10% 红细胞生理盐水悬液 1 滴，混匀。

（2）查抗体：取清洁玻片 1 张，用记号笔分别标明 A 型、B 型和 O 型细胞。用滴管分别加入受检者血清 1 滴于玻片标记相对应处，再分别以滴管加入 A 型、B 型、O 型

10%试剂红细胞悬液 1 滴，混匀。

（3）将玻片不断轻轻转动，使血清与细胞充分混匀，连续转动约 15min 后以肉眼观察有无凝集反应。如肉眼观察不见凝集，应再以低倍镜观察有无凝集或溶血。

【观察指标】

肉眼观察有无凝集（或溶血）现象，如肉眼观察不见凝集，应将反应物倒于玻片上，再以低倍镜观察有无凝集。

【注意事项】

（1）实验用具严格消毒，消毒采血针应一人一针。

（2）取血切勿过多，以防止在血清中形成团块，影响判断结果。

（3）分清牙签，不要用牙签的同一端在抗 A 血清和抗 B 血清中搅拌。

（4）注意区别凝集现象与红细胞叠连。

实验三 影响血液凝固的因素

【实验目的】

观察促凝和抗凝因素对血液凝固的影响，分析解释促凝和抗凝因素的作用机制。

【实验原理】

正常情况下，血管内的血液是液态的不发生凝固，是因为血浆中有很强的抗凝物质（抗凝血酶Ⅲ和肝素）。由于血液凝固过程是一系列酶促生化反应过程，故适当的温度可提高酶的活性及反应速度，加快血液凝固。接触面粗糙可加速血小板解体，促进血液凝固减少出血。需要血凝延缓时，采血时加草酸盐（检验用）、枸橼酸钠（输血用）去掉血浆中的钙离子，可以阻断血凝过程。

【实验材料】

试管架、试管、棉花、液状石蜡、电热恒温水浴箱、冰箱、5ml 注射器、20ml 注射器、肝素、枸橼酸钠等。

【实验对象】

家兔。

【实验步骤】

（1）取 6 支清洁试管，编号后依次排列在试管架上。

（2）如表 2-2 所示，用注射器在 6 支试管中各加入 1ml 鲜血混匀，每隔 20s 倾斜一次，记录凝血时间。

表 2-2 影响血液凝固的因素

试管号	实验条件	鲜血（ml）	凝血时间
1	放少许棉花	1	
2	放少量液状石蜡润滑表面	1	
3	加血后置于恒温水浴箱内	1	
4	加血后置于低温中	1	
5	放肝素 0.1ml（加血后摇匀）	1	
6	放枸橼酸钠 0.2ml（加血后摇匀）	1	

【观察指标】

倾斜试管时如发现表面有薄层血液已经凝固即为凝血。

【注意事项】

（1）试管口径大小一致。

（2）判断血液凝固的标准应一致。

实验四　不同给药途径对药物作用的影响

【实验目的】

（1）观察药物的不同给药途径对其作用的影响。

（2）练习家兔的捉拿方法及家兔的耳缘静脉注射法、肌内注射法。

【实验原理】

大多数药物需要进入人体血液，随着血液循环分布到各个部位和组织才能发挥作用。药物自给药部位进入血液循环的过程为吸收。吸收速度的快慢及吸收程度的多少直接影响药物的起效时间及作用强度，其中给药途径是决定药物起效时间及强度的重要因素之一。给药途径对药物吸收快慢的影响是：吸入>舌下>直肠>肌内注射>皮下>口服>黏膜>皮肤。而静脉注射因避开了吸收屏障直接入血，故作用发挥快。给药途径不同，其吸收程度不同，由此产生的作用强度不同。药物经不同给药途径所致的吸收程度是：吸入、舌下、直肠、肌内注射吸收较为完全，口服次之，皮下较差，而皮肤表面吸收程度最差。皮肤表面给药一定要脂溶性特别高的药物才能通过此途径较好的吸收。

【实验材料】

3%戊巴比妥钠溶液、台秤、注射器、兔固定器。

【实验对象】

家兔。

【实验步骤】

取家兔两只，编号并称重。观察家兔正常活动、翻正反射及呼吸情况。以3%戊巴比妥钠溶液1ml/kg分别给家兔耳缘静脉注射和肌内注射。记录给药时间，观察两兔的翻正反射消失时间及对呼吸抑制的程度。

【实验结果】

将实验结果填入表2-3中。

表2-3　不同给药途径的结果

编号	体重	药物及剂量	给药途径	翻正反射消失时间	呼吸抑制程度

【实验讨论】

将实验结果填入表中后，学生自主讨论为什么会出现这样的结果。

【注意事项】

（1）注意爱护实验动物，不得虐待动物。

（2）静脉注射时选取的血管从远心端开始，必须确认注射针头在血管内方可推注药物。推注速度要适当，边推注边观察。

（3）肌内注射不得注入血管，回抽无血方可推注药物。

实验五　急性肺水肿

【实验目的】

（1）掌握家兔肺水肿模型的复制。

（2）了解肺水肿的表现及发生机制。

【实验原理】

肺水肿是指过多液体积聚在肺间质或溢入肺泡内，使肺血管外液量增多的病理状态。用生理盐水扩充血容量，静脉注射大剂量肾上腺素复制家兔肺水肿模型。肾上腺素属于 α、β 受体激动药物，可引起交感活性增强，体循环血管强烈收缩，外周血管阻力增大，血液由体循环大量转入肺循环而使肺循环血容量急剧增多，流体静水压急剧增高，肺血管内液体渗入肺间质和肺泡，发生急性肺水肿。

【实验材料】

粗剪刀、手术器械 1 套、粗丝线、滤纸、25% 乌拉坦溶液、0.1% 肾上腺素溶液、1ml 注射器、生理盐水、输液架、输液管、兔手术台。

【实验对象】

家兔。

【实验步骤】

（1）家兔称重后，以 25% 乌拉坦溶液 4ml/kg 静脉麻醉。将其仰卧固定于手术台上，由耳缘静脉建立给药通路，并缓慢输入生理盐水。

（2）快速输入生理盐水（150ml/kg，输液瓶内加压注入空气），随后缓慢注射 0.1% 肾上腺素溶液 1ml，观察家兔呼吸是否有急促、困难，口鼻是否有粉红色泡沫溢出。

（3）动物死亡后，将颈部切开，暴露并夹住气管，剪开胸前壁，在气管分叉处用丝线结扎，防止水肿液溢漏。在结扎处上方剪断气管，分离心脏及血管，将肺小心取出。用滤纸吸干肺表面水分，准确称重，计算肺系数。肺系数 = 肺重量（g）/体重（kg），正常值为 4.2~5.0。

（4）肉眼观察肺大体改变，切开肺，观察肺切面改变，注意有无泡沫液体溢出。

【实验结果】

将实验结果填入表 2-4 中。

表 2-4　急性肺水肿实验结果

呼吸频率、幅度	肺系数
正常	
肺水肿	

【实验讨论】

将实验结果填入表中后，学生自主讨论为什么会出现这样的结果。

【注意事项】

（1）气管结扎时要防止液体流出。

（2）造模时输液速度应较快。

实验六　人体动脉血压的测定

【实验目的】

通过实践学习，掌握测定动脉血压的方法，理解测定动脉血压的原理；并要求能较准确地测出人体肱动脉的收缩压与舒张压。

【实验原理】

人体动脉血压通常是用汞柱血压计和听诊进行测量（也可用弹簧血压计或电子血压计进行测量），测量部位通常为右上臂肱动脉。血液在血管内流动时一般没有声音，但如果血液通过狭窄处形成涡流时，便会使血管壁振动而发出声音。当将空气打入缠于上臂的袖带内使其压力超过收缩压时，则完全阻断了肱动脉内的血流，此时在被压迫的肱动脉远端听不到声音，也触不到桡动脉的搏动。如徐徐放气，降低袖带内压，当其压力刚低于收缩压而高于舒张压时，血液便断续地冲过受压血管，形成涡流使血管壁振动而发出声音，此时即可在被压的肱动脉远端听到，也可触到桡动脉脉搏。如继续放气，当外加压力等于舒张压时，则血管内血流由断续变成连续，声音便会突然由强变弱或消失。因此当听到第一下声音时的最大外加压力相当于收缩压，而当声音突然由强变弱或消失前时的外加压力则相当于舒张压。

【实验材料】

听诊器、血压计。

【实验对象】

人。

【实验步骤】

1. **熟悉血压计构造**　血压计由检压计、袖带和气囊三部分组成。检压计是一个标有 0～300mmHg 的玻璃管。上端通大气，下端与水银储槽相通。袖带是一个外着布套的长方形橡皮囊，通过橡皮管分别与检压计水银储槽和橡皮球相连。橡皮球上装有螺丝帽，供充气或放气之用。

2. **测量方法**

（1）让受试者坐位休息 5～10min，脱去一臂衣袖，准备测量。

（2）松开橡皮球螺丝帽，排尽袖带内气体后将螺丝帽旋紧。

（3）让受试者前臂平放于桌面上，手掌向上，使前臂与心脏位置等高。袖带缠绕的松紧应合适，且袖带下缘至少位于肘关节上2cm，充分暴露肱动脉听诊部位。

（4）听诊器耳器塞入外耳道时应务必使耳器的弯曲方向与外耳道一致。

（5）肘窝内侧触到肱动脉搏动后，将听诊器胸器置于上面，准备测量。

（6）挤压橡皮球开始向袖带内加压充气，使血压计水银柱逐渐上升到 180～200mmHg 时，开始松开气球螺丝帽，徐徐放气，以减小袖带内压力。在水银柱缓缓下降的同时，仔细听诊。在一开始听到"嘭、嘭"样的第一声时，血压计上所显示的刻度即为收缩压。继续徐徐放气，听诊声音会先低后高，而后由高变低。当声音由高突然变低的瞬间称为变调点，此时血压计上所示的刻度即为舒张压。变调点之后，声音进一步减弱以至消失，声音消失的瞬间，称为消音点。舒张压一般以变调点的读数为准，但有时也同时记录变调点与消音点的读数（一般两点相差 5～10mmHg）。

【观察指标】

血压记录常以收缩压/舒张压（mmHg）表示，例如：120/76～70mmHg，120mmHg代表收缩压，76mmHg代表舒张压变调点读数，70mmHg代表舒张压消音点读数。

【注意事项】

（1）室内必须保持安静，以便准确测量。

（2）袖带的缠绕要松紧适度，不能过紧或过松。应选择合适宽度的袖带进行测量，袖带过宽或过窄都会影响测量结果。

（3）肱动脉听诊点应充分暴露，勿将听诊器胸器塞入袖带内进行听诊。

（4）如果认为测量数值不准，须放气使水银柱下降至零水平再重新测量，或让受试者休息5min后再重新测量。

实验七　人体心电图的描记

【实验目的】

（1）学习心电图机的使用方法和心电图波形的测量方法。

（2）了解人体正常心电图各波的波形及其生理意义。

【实验原理】

心脏在收缩之前，首先发生电位变化。心电变化由心脏的起搏点——窦房结开始，经特殊传导系统最后到达心室肌，引起肌肉的收缩。心脏犹如一个悬浮于容积导体中的发电机，其综合性电位变化可通过容积导体传播到人体的表面，并为体表电极所接收，经心电图机的放大和记录，成为心电图。心电图可以反映心脏内综合性电位变化的发生、传导和消失过程，但不能说明心脏收缩活动的变化。正常心电图包括 P、QRS 和 T 波 3 个波形。它们的生理意义为：P 波为心房去极化；QRS 波群为心室去极化；T 波为心室复极化；P–R 间期为兴奋由心房至心室之间的传导时间（图 2–1）。

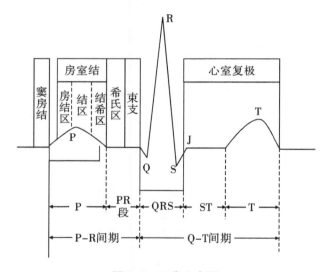

图 2–1　正常心电图

【实验材料】

心电图机、诊断床、导电糊、分规、乙醇棉球。

【实验对象】

人。

【实验步骤】

（1）受试者安静平卧，全身肌肉松弛。

（2）按要求将心电图机面板上各控制钮置于适当位置。在心电图机妥善接地后接通电源，预热 5min。

（3）安放电极：把准备安放电极的部位先用乙醇棉球脱脂，再涂上导电糊，以减小皮肤电阻。电极应安放在肌肉较少的部位。一般两臂应在腕关节上方（屈侧）约 3cm 处，两腿应在小腿下段内踝上方约 3cm 处。然后用绑带将电极扎上，务必使电极与皮肤紧密接触，以防干扰与基线飘移。

（4）连接导联线：按所用心电图机之规定正确连接导联线。一般以 5 种不同颜色的导联线插头与身体相应部位的电极连接。上肢为左黄、右红；下肢为左绿、右黑；胸部为白。常用胸部电极的位置有 6 个（图 2-2）。

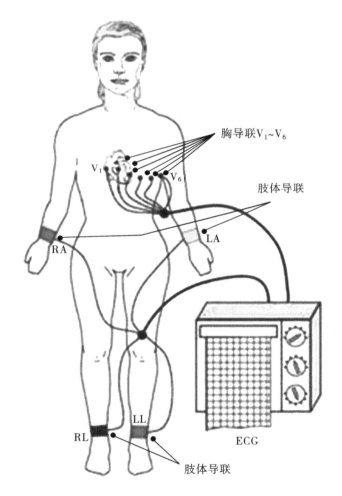

图 2-2　心电导联线连接部位

（5）调节基线：旋动基线调节钮，使基线位于适当位置。

（6）输入标准电压打开输入开关，使热笔预热 10min 后，重复按动 1mV 定标电压按钮，再调节灵敏度（或增益）旋钮，标准方波上升边为 10mm。启动记录开关，记下标准电压曲线。

（7）记录心电图：旋动导联选择开关，依次记录 Ⅰ、Ⅱ、Ⅲ、aVR、aVL、aVF、V_1、V_3、V_5 等 9 个导联的心电图。注意：在变换导联时，必须先将输入开关关上，待变换后再打开。每换一导联，均须观察基线是否平稳及有无干扰。如基线不稳定或有干扰存在，须调整或排除后再行记录。

（8）记录完毕，应解松电极并洗净擦干，以防腐蚀。

（9）将心电图机面板上的各控制钮转回原处，最后切断电源。

（10）取下记录纸，记下导联、受试者姓名、年龄、性别及实验日期。

（11）测量 Ⅱ 导和 V_5 导联的 P 波、R 波、T 波振幅，P-R、Q-T、R-R 间期，并计算心率。

【观察项目】

（1）波幅和时间的测量：一般采用 1mV 标准电压，走纸速度 25mm/s，心电图纸纵坐标一格代表 0.1mV，横坐标一格代表 0.04s。

（2）辨认心电图的各波、间期和段。

A. 心率测定：心率（次/分）= 60/P-P 或 R-R 间隔时间（s）。

B. 心电图间期的测量。

【注意事项】

（1）心电图机接地良好。

（2）受试者肌肉放松，电极与人体接触良好。

实验八　肺通气功能的测定

【实验目的】

掌握肺通气功能的测定方法。

【实验原理】

机体在进行新陈代谢时，不断地消耗氧和产生二氧化碳。为了实现机体与环境之间的气体交换，肺必须不断地与外界大气进行通气活动。通过肺量计测定人体肺容量和肺通气量可评定肺的通气功能。

【实验材料】

肺活量计、肺量计、橡皮吹嘴、鼻夹、消毒棉球。

【实验对象】

人。

【实验步骤】

1. FHL-Ⅰ型回转式肺活量计的结构和使用方法　回转式肺活量计主要由水槽（外筒）、回转筒（即内筒，带有肺活量刻度，精确度20ml）、水温校正尺、阀门和吹气嘴等组成（图2-3）。

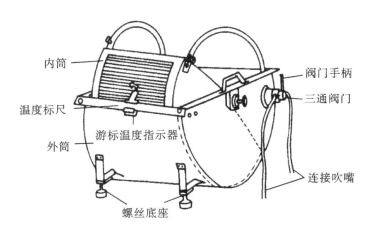

图2-3　FHL-Ⅰ型回转式肺活量计

使用时首先往水槽内倒入清水，使水面到达水槽内壁上的水位红线处，调节水槽下部的调节螺钉，使水面与红线平行。再将温度计插入温度计夹内，观察水温，调整游标温度指示器使之相一致。注意吹、放气阀门手柄位置，手柄竖直即为放气，拨向一侧即可吹气。

受试者取站立位，做1~2次深呼吸，而后尽力深吸气，吸气停止时憋住气，向肺活量计口吹嘴内尽力吹气，直到不能再吹为止。回转筒停稳后，按游标指示器指示位置进行肺活量读数。每人测试 3 次，取最大值为受试者的肺活量值。

2. FJD-80 型肺量计的结构和肺通气功能的测定方法

（1）FJD-80 型肺量计的结构和使用方法：FJD-80 型肺量计为一立式单筒肺量计。除一般构造外尚有推动气流、减少呼吸阻力的鼓风机，仪器内装有可吸收呼出气中 CO_2 的钠石灰，还有与平衡锤相连能在记录纸上进行曲线记录的描笔记录装置等。专用记录纸上印有表示容积和表示走纸速度的直格与横格（一小直格为 100ml，一横格为 25ml）。此外，在肺量计的侧面有进气管和出气管与水槽的中央进气管相通，外面由两条螺纹管与三通阀门相连，呼吸气即经此进入。肺量计顶部有排气开关，可供筒内充气，也可使筒内气体由此推出。浮筒的实验使用容量为 6～8L。

实验前先将支架和滑轮提起，向外筒内装水至水槽水平面指示刻度，装好记录纸和钠石灰，接通电源，检查机器运转情况。然后将连有三通阀门的螺纹管与呼气和吸气管相接，转动三通阀门，开放肺量计，提起浮筒，让筒内装有一定量的空气（4～5L）。转动三通阀门，关闭浮筒上的排气开关，检查肺量计是否漏气。

（2）潮气量、补吸气量、补呼气量和肺活量的测定

A. 打开肺量计的排气开关，上提浮筒，使筒内充空气 4～5L，然后关闭开关。

B. 用消毒后的橡皮吹嘴套在三通阀门接口上。受试者取站立姿势，将吹嘴的薄片置于口腔前庭，并用牙齿咬住吹嘴上的两个突起，先用鼻做平静呼吸。

C. 受试者夹住鼻尖，将三通阀门转向外界，待受试者习惯用口呼吸后，转动三通阀门，使之与肺量计相通，并开动慢鼓（0.83mm/s）。这时随着受试者的呼吸而将呼吸气量的变化描记在记录纸上。描记 3～4 次平静呼吸曲线之后，让受试者在一次平静吸气之末，继续做一次最大限度地吸气。随后，在一次平静呼气之末，继续做一次最大限度地呼气。最后再让受试者做一次最大地深吸气后，随即做一次最大地深呼气。

根据上述各种情况下呼吸曲线变化的高度，即可计算出潮气量、补吸气量、补呼气量和肺活量，潮气量可取 5 次描记的平均值。

（3）时间肺活量的测定

A. 肺量计内重新装新鲜空气 4～5L。调节好笔尖位置以便描记。

B. 受试者口衔吹嘴，夹住鼻尖，用口呼吸。开动慢鼓（0.83mm/s），记录平静呼吸 3～4 次后，令受试者做最大限度的吸气，在吸气之末屏气 1～2s，此时开动快鼓（25mm/s），然后用最快的速度作用力深呼气，直到不能再呼为止，随即停止走纸。从记录纸上测出第 1 秒、第 2 秒和第 3 秒内的呼出气量，并计算它们各占全部呼出气量的百分率。

（4）最大通气量的测定

A. 受试者口衔橡皮嘴，夹住鼻夹，记录一段平静呼吸的通气曲线。

B. 开动中速鼓（1.67mm/s），受试者按主试者口令在 15s 内尽力做最深最快的呼吸（受试者测定前可预先加以练习）。根据曲线高度和次数计算 15s 内的呼出或吸入气总量，再推算出每分钟的最大通气量。

【观察项目】

潮气量、补吸气量、补呼气量和肺活量、时间肺活量、最大通气量。

【注意事项】

（1）测试前，受试者可做必要练习，掌握测试方法。

（2）每一单项指标测定完后，令其平静呼吸几次，然后再测下一个指标。

（3）不同受试者使用口嘴前，均应进行消毒，做到口嘴一用一消毒，避免交叉感染。

实验九　反射弧分析

【实验目的】

（1）通过实验证明，任何一个反射的完成，只有在反射弧完整的情况下才能实现。

（2）学习测定反射时的方法。

【实验原理】

反射是指在中枢神经系统参与下的机体对内外环境刺激的规律性应答。反射的结构基础是反射弧，反射弧包括感受器、传入神经、中枢、传出神经、效应器等五部分。一旦其中任一环节的解剖结构和生理完整性受到破坏，反射活动就无法实现。反射时是反射通过反射弧所用的时间，从感受器接受刺激至机体出现反应所经历的时间称反射时。由于脊髓的机能比较简单，所以常选用只破坏脑的动物（如脊蛙或脊蟾蜍）为实验材料，以利于观察和分析。

【实验材料】

蛙类解剖器械、铁支柱、蛙板、烧杯、滤纸片、纱布、蛙嘴夹（肌夹）、玻璃平皿、0.5%及1%硫酸溶液、2%普鲁卡因溶液。

【实验对象】

蟾蜍或青蛙。

【实验步骤】

1. **标本制作**　取蟾蜍1只，用粗剪刀由两侧口裂剪去上方头颅，制成脊蟾蜍。将动物俯卧位固定在蛙板上，于右侧大腿背侧纵向剪开皮肤，在股二头肌和半膜肌之间的沟内找到坐骨神经干，穿线备用。然后用蛙嘴夹夹住脊蟾蜍下颌，悬于支架上进行下列实验。

2. **观察项目**

（1）将蟾蜍右后肢的最长趾浸入盛有0.5%硫酸溶液的平皿中3mm，并计时（以秒为单位），屈反射出现时，计时停止，此为屈反射时。立即用清水冲洗受刺激的皮肤并用纱布擦干。重复测定屈反射时3次，求出均值作为右后肢最长趾的反射时。用同样方法测定左后肢最长趾的反射时。

（2）在右后肢最长趾基部皮肤做一环形切口，然后再用手术镊剥净长趾上的皮肤。将去皮长趾浸入盛有1%硫酸溶液小平皿中，记录反射时结果。

（3）用右后肢有皮肤的长趾，浸入盛有1%硫酸溶液平皿中，测定反射时，记录结果。

（4）取一浸有1%硫酸溶液的滤纸片贴于蟾蜍右侧背部或腹部，记录擦或抓反射的反射时。

（5）用一细棉条包住分离出的坐骨神经，在细棉条上滴几滴2%普鲁卡因溶液后，每隔2min重复步骤（3）。

（6）当屈反射刚刚不能出现时，立即重复步骤（4）。每隔2min重复一次步骤（4），直到擦或抓反射不再出现为止。记录加药至屈反射消失的时间及加药至擦或抓反射消失的时间，并记录反射时的变化。

（7）将左侧后肢最长趾再次浸入0.5%硫酸溶液中（条件不变），记录反射时有无变化。破坏脊髓后再重复实验，记录结果。

【观察结果】

观察结果与教材上是否一致。

【注意事项】

（1）每次实验时，要使皮肤接触硫酸的面积不变，以保持相同的刺激强度。

（2）每次用硫酸溶液或纸片处理刺激后，应迅速用清水洗去皮肤上残存的硫酸，并用纱布擦干，以免损伤皮肤。

（3）最长趾每次浸入硫酸时间最长不超过10s。

第三篇 综合性实验

实验一 刺激强度和频率对骨骼肌收缩的影响

【实验目的】

在保持足够的刺激时间（脉冲波宽）不变的条件下，通过逐步增加对蟾蜍或蛙坐骨神经的刺激强度（脉冲振幅）和改变电脉冲刺激频率，观察不同刺激强度及频率对骨骼肌收缩的影响。

【实验原理】

肌肉、神经和腺体组织称为可兴奋组织，它们有较强的兴奋性，不同组织、细胞的兴奋表现各不相同。神经组织的兴奋表现为动作电位，肌肉组织的兴奋主要表现为收缩活动。因此观察肌肉是否收缩可以判断它是否产生了兴奋。一个刺激是否能使组织产生兴奋，不仅与刺激形式有关，还与刺激时间、刺激强度、强度−时间变化率三要素有关。用方形电脉冲刺激组织，在一定刺激时间（波宽）下，刚刚能引起组织发生兴奋的刺激称为阈刺激，所达到的刺激强度称为阈刺激强度。能引起组织发生最大兴奋的最小刺激，称为最大刺激，相应的刺激强度称最大刺激强度；界于阈刺激和最大刺激间的刺激称阈上刺激，相应的刺激强度称阈上刺激强度。

刺激神经使神经细胞产生兴奋，兴奋沿神经纤维传导，通过神经−肌肉接头的化学传递，使肌肉终板膜上产生终板电位。终板电位可引起肌肉产生兴奋（即动作电位），传遍整个肌纤维，再通过兴奋−收缩耦联使肌纤维中粗、细肌丝产生相对滑动，宏观上表现为肌肉收缩。肌肉收缩的形式，不仅与刺激本身有关，而且还与刺激频率有关。当刺激频率较小，使刺激间隔大于一次肌肉收缩舒张的持续时间，则肌肉表现为一连串的单收缩；增大刺激频率，使刺激间隔大于一次肌肉收缩的收缩时间、小于一次肌肉收缩舒张的持续时间，则肌肉产生不完全强直收缩；继续增加刺激频率，使刺激间隔小于一次肌肉收缩的收缩时间，则肌肉产生完全强直收缩。

【实验材料】

常用手术器械（金属探针、手术剪、圆头镊子、眼科剪、普通粗剪刀、手术刀、眼科镊子、尖头镊子、玻璃分针）、方盘、蛙板、大头针、锌铜弓、培养皿、吸管、纱布、粗棉线、小烧杯、任氏液、刺激电极、铁支架、张力换能器、生物信号采集处理系统、BL−410E 系统等。

【实验对象】

蟾蜍或青蛙。

【实验步骤】

（1）制备离体坐骨神经－腓肠肌标本。

（2）检验标本机能：用经任氏液蘸湿的锌铜弓接触坐骨神经，如腓肠肌发生收缩，则表示标本机能正常。然后将标本放入盛有任氏液的培养皿中（切勿使神经受牵拉）。

（3）把刺激电极搭在坐骨神经上，保证神经与刺激电极接触良好。将标本的股骨头固定在蛙板上，然后将腓肠肌跟腱上的结扎线与张力换能器输入端的悬臂梁相连，不宜太紧，以使肌肉自然拉平为宜，此连线应与桌面垂直。刺激电极的接头与生物信号采集处理系统的刺激器输入端相连。

（4）实验系统连接和参数设置：换能器的输出端与生物信号采集处理系统的第1通道（亦可选择其他通道）相连后，启动 BL-410E 系统，进入系统窗口，从"实验项目"菜单中选择"肌肉神经实验"的"刺激强度与反应的关系"或"刺激频率与反应的关系"实验模块。实验模块选择后，系统将自动设置该实验所需的各项刺激参数，并自动启动刺激。

（5）数据保存：完成实验后，按下工具条上的"停止"按钮，此时系统软件将提示为实验得到的记录数据文件另选择存储路径及取名，以便保存和以后查找。

（6）打印：对实验结果进行编辑整理，选择骨骼肌收缩波形，点击"打印预览"，打印实验结果。

【观察指标】

1. 刺激强度对骨骼肌收缩的影响

（1）刺激方式：单刺激。

（2）刺激强度：0.1~3V。刺激强度从 100mV 逐渐增大，强度增量 50mV，连续记录肌肉收缩曲线。刺激强度增加至肌肉出现最大收缩反应（即生物信号采集处理系统上记录的曲线不再增高）。

（3）记录阈刺激和最大刺激值。

2. 刺激频率对骨骼肌收缩的影响

（1）刺激强度：最大刺激强度。

（2）刺激频率按 1Hz、2Hz、3Hz、4Hz、5Hz……30Hz 逐渐增加，连续记录不同频率时的肌肉收缩曲线，观察单收缩、不完全强直收缩及完全强直收缩形式的肌肉收缩形态和张力变化。

【注意事项】

（1）如果肌肉在未给刺激时即出现挛缩，是由于漏电等原因引起，需检查仪器接地是否良好。

（2）做肌肉最大收缩时，刺激强度不宜太大，否则会损伤神经。

（3）离体坐骨神经-腓肠肌标本制备好后需在任氏液中先浸泡一定时间。

（4）在肌肉收缩后，应让肌肉休息一定时间再进行下一次刺激，特别是在观察刺激频率的影响时。

（5）实验过程中保持换能器与标本连线的张力保持不变。

实验二　期前收缩和代偿间歇

【实验目的】

学习在体蛙心心跳曲线的记录方法。通过在心脏活动的不同时期给予刺激，观察期前收缩与代偿间歇，了解心肌兴奋性的特点，验证心肌有效不应期特别长的特征。

【实验原理】

心肌细胞每发生一次兴奋，Na^+通道经历激活、失活和复活等过程，其兴奋性也发生相应的周期性改变：有效不应期、相对不应期和超长期。心肌兴奋后兴奋性变化的特点是其有效不应期特别长，约相当于机械收缩的整个收缩期和舒张早期。在此期中，任何强大的刺激均不能引起心肌的兴奋而收缩；在有效不应期之后，下一次窦房结的兴奋到达之前，受到一次"额外"的刺激，或窦房结以外的传来"异常"兴奋，就可以引起一次提前出现的收缩，称之为期前收缩。期前收缩也有自己的有效不应期。如果正常窦房结的节律性兴奋正好落在期前收缩的有效不应期内，便不能引起心室的兴奋和收缩，出现一次兴奋脱失，需要待下一次正常节律性兴奋到达时，才能恢复正常的节律性收缩。因此，在期前收缩之后，就会出现一个较长的心室舒张期，称为代偿间歇。

【实验材料】

BL-420E 系统、机械-电换能器、刺激电极、铁支架、双凹夹、蛙类手术器械 1 套、蛙板、蛙钉、蛙心夹、棉线、滴管、任氏液、胶泥。

【实验对象】

蟾蜍或青蛙。

【实验步骤】

（1）破坏蟾蜍的脑和脊髓，将其仰卧在蛙板上，从剑突下向上呈"V"形剪开皮肤，提起剑突，将粗剪刀伸入胸腔内，紧贴胸壁（避免损伤心脏和血管）沿中线打开胸腔，剪掉胸骨。将两前肢向外拉开用蛙钉固定，尽量打开胸腔。用眼科镊提起心包膜，并用眼科剪仔细剪开心包，暴露出心脏。

（2）用蛙心夹在心室舒张期夹住心尖约 1mm，将蛙心夹上线与换能器感应片相连，换能器连入 BL-420E 系统的输入通道，刺激电极固定于铁支架上，并使心室恰好处于刺激电极的两根极丝之间，无论心室收缩和舒张时，均能与两极相接触，连接装置。

（3）打开计算机，进入 BL-420E 系统操作界面，选择菜单条"实验项目—循环实验—期前收缩和代偿间歇"。

（4）数据保存：完成实验后，按下工具条上的"停止"按钮，此时系统软件将提示为实验得到的记录数据文件另选择存储路径，命名以便保存和以后查找。

（5）打印：对实验结果进行编辑整理，选择骨骼肌收缩波形，点击"打印预览"，打印实验结果。

【观察指标】

（1）记录正常蛙心的搏动曲线，分清曲线的收缩相和舒张相。

（2）在心室收缩期和舒张早期，及时按下 PcLab 检测窗口的"刺激"按钮以刺激心室，观察能否引起期前收缩（刺激强度为 0.5~2V）。

（3）在心室舒张早期之后，及时按下 PcLab 检测窗口的"刺激"按钮刺激心室，观察有无期前收缩出现。

（4）刺激如能引起期前收缩，观察其后是否出现代偿间歇。

【注意事项】

（1）破坏蛙的脑和脊髓要完全。

（2）蛙心夹夹住心尖时勿将心室弄破。

（3）与张力换能器弹簧片连接的线要垂直，紧张度适当。

（4）注意滴加任氏液，以保持蛙心适宜的环境。

实验三 蛙类离体心脏灌流

【实验目的】

学习斯氏法灌流蟾蜍或青蛙离体心脏的方法，观察 Na^+、K^+、Ca^{2+} 及肾上腺素、乙酰胆碱等对离体心脏活动的影响。

【实验原理】

作为蛙心起搏点的静脉窦能按一定节律自动产生兴奋，因此，只要将离体的蛙心保持在适宜的环境中，在一定时间内仍能产生节律性兴奋和收缩活动。心脏正常的节律性活动需要一个适宜的理化环境，离体心脏也是如此，离体心脏脱离了机体的神经支配和全身体液因素的直接影响，可以通过改变灌流液的某些成分，观察其对心脏活动的作用。心肌细胞的自律性、兴奋性、传导性及收缩性，都与钠、钾及钙等离子有关。血钾浓度过高时（高于 7.9mmol/L），心脏兴奋性、自律性、传导性及收缩性都下降，表现为收缩力减弱、心动过缓和传导阻滞，严重时心脏可于舒张期停搏。血钙浓度升高时，心脏收缩力增强，过高可使心室于收缩期停搏。血钙浓度降低，心肌收缩力减弱。血中钠离子浓度的轻微变化，对心肌影响不明显，只有发生明显变化时，才会影响心肌的生理特性，当钠离子浓度明显增高时可使心肌兴奋性增高，自律性增高，收缩力下降。肾上腺素可使心率加快、传导加快及心肌收缩力增强，乙酰胆碱则与肾上腺素的作用相反。

【实验材料】

斯氏套管、常用手术器械（金属探针、手术剪、圆头镊子、眼科剪、普通粗剪刀、手术刀、眼科镊子、尖头镊子、玻璃分针）、蛙心夹、套管夹、方盘、吸管、纱布、粗棉线、培养皿、小烧杯、任氏液、5% NaCl 溶液、2% $CaCl_2$ 溶液、1% KCl 溶液、0.01% 肾上腺素溶液、0.001% 乙酰胆碱溶液、150U/ml 肝素溶液、铁支架、万能滑轮、张力换能器、生物信号采集处理系统、BL-420E 系统等。

【实验对象】

蟾蜍或青蛙。

【实验步骤】

（1）取蟾蜍 1 只，破坏脑和脊髓后，使其仰卧固定在蛙板上，从剑突下将胸部皮肤向左右腋下剪开，然后剪掉胸骨，打开心包，暴露心脏。

（2）在主动脉干下方引两根线。一根在左主动脉上端结扎做插管时牵引用，另一根则在动脉圆锥上方，系一松结用于结扎固定蛙心插管。

（3）左手持左主动脉上方的结扎线，用眼科剪在松结上方左主动脉根部剪一小斜口，右手将盛有少许任氏液（内加有一滴 150U/ml 肝素溶液）的蛙心插管由剪口处插入动脉圆锥。当插管头到达动脉圆锥时，再将插管稍稍后退，并转向心室中央方向，在心室收缩期插入心室。判断蛙心插管是否进入心室，可根据插管内的任氏液液面是否能随心室舒缩而上下波动。如蛙心插管已进心室则将预先准备好的松结扎紧，并固定在蛙心插管侧钩上，以免蛙心插管滑出心室。

（4）剪断主动脉左右分支，轻轻提起蛙心插管以抬高心脏，用一根丝线在静脉窦（蛙心的正常起搏点）与腔静脉交界处做结扎，结扎线应尽量下压，以免伤及静脉窦。在结扎线外侧剪断所有组织，游离出蛙心。

（5）用新鲜任氏液反复换洗蛙心插管，直至蛙心插管内无血液残留为止。此时离体蛙心已制备成功，可供实验。

（6）将蛙心套管固定在铁支架上，用蛙心夹在心室舒张期夹住心尖，并将蛙心夹的线头通过滑轮连至张力换能器的悬臂梁上，不宜太紧，使棉线自然拉直为宜。蛙心套管内加灌正常任氏液 1~1.5ml，在此后的实验过程中，保持灌流液恒定于该高度。

（7）实验系统连接及参数设置：张力换能器输出线接生物信号采集处理系统的第 1 通道，启动 BL-420E 系统，进入系统窗口，从"实验项目"菜单中选择"循环实验"的"蛙心灌流"实验模块，启动数据采样，进入实验状态。

【观察指标】

（1）正常的蛙心搏曲线：记录正常的心搏曲线，注意观察心搏频率、心室的收缩和舒张程度。

（2）高钠任氏液灌流：向套管内滴加 1 滴 5% NaCl 溶液，做好加药标记，观察心搏曲线的频率及振幅的变化。当出现明显变化时立即吸去套管中的高钠任氏液，用正常任氏液清洗 2~3 次，使心搏曲线恢复正常。

（3）高钙任氏液灌流：向套管内加入 1 滴 2% $CaCl_2$ 溶液，做好加药标记，观察并记录心搏曲线的变化。当出现明显变化时立即更换任氏液（方法同上），待心搏恢复正常。

（4）高钾任氏液灌流：向套管内加入 1 滴 1% KCl 溶液，做好加药标记，记录心搏曲线的变化。当心搏曲线变化时，立即同步骤（2）法更换灌流液，待心搏恢复。

（5）同上法记录套管中加入 1 滴 0.01% 肾上腺素溶液（做好加药标记）后心搏曲线的变化。

（6）同上法记录套管中加入 1 滴 0.001% 乙酰胆碱溶液（做好加药标记）后心搏的变化。

【注意事项】

（1）制备蛙心标本时，勿伤及静脉窦。

（2）上述各实验项目，一旦出现作用应立即用正常任氏液换洗，以免心肌受损，而且必须待心搏恢复正常后方能进行下一步实验。

（3）套管内液面应保持恒定，以免影响结果。

（4）滴加药品和换取正常任氏液，须及时标记，以便观察分析。

（5）吸滴瓶中的任氏液和吸蛙心套管内溶液的吸管应区分专用，不可混淆使用，以免影响实验结果。

（6）药物作用不明显时，可再适量滴加药品，密切观察药物添加后的实验结果。

实验四　实验性高钾血症及其治疗

【实验目的】

（1）观察高钾血症时家兔心电图变化的特征。

（2）了解血钾进行性升高的不同阶段，高血钾对心肌细胞的毒性作用。

（3）了解高钾血症的基本治疗方法。

【实验原理】

高血钾的发生与钾摄入过多、肾脏排钾减少、细胞内钾外移及细胞外液容量减少等因素有关。本实验通过静脉缓慢滴注 2% 氯化钾溶液导致实验动物出现急性高钾血症。

一般而言，血清钾离子浓度高于 5.5mmol/L 称为高钾血症（正常值：3.5～5.5mmol/L）。高钾血症对机体的危害主要表现在心脏，可使心肌动作电位和有效不应期缩短，传导性、自律性、收缩性降低，兴奋性则呈双相变化：轻度高钾血症使心跳兴奋性增高，急性重度高钾血症可使心肌兴奋性降低甚至消失，心脏停搏。

高钾血症时的心电图表现：①P 波和 QRS 波波幅降低，间期增宽，可出现宽而深的 S 波；②T 波高尖，高钾血症早期即可出现，严重高钾血症时可出现正弦波，此时已迫近心室颤动或心室停搏；③多种类型的心律失常。

高钾血症的抢救可采用：①注射含 Na^+、Ca^{2+} 的溶液以对抗高血钾的心肌毒性；②注射葡萄糖–胰岛素溶液，以促进 K^+ 移入细胞。

【实验材料】

25% 乌拉坦溶液、2% KCl 溶液、10% KCl 溶液、10% $CaCl_2$ 溶液、4% $NaHCO_3$ 溶液，葡萄糖–胰岛素溶液（50% 葡萄糖 4ml 加 1U 胰岛素）、手术器械、静脉输液器、BL-420E 系统。

【实验对象】

家兔。

【实验步骤】

1. **称重、麻醉、固定动物**　家兔称重后，25% 乌拉坦溶液 4ml/kg 静脉麻醉。动物自然倒下后，牵拉后肢无抵抗感及肌肉松弛，表示麻醉药物的注入量已足。将动物仰卧位固定在手术台上（背位固定即可）。

2. **心电图描记**　用针型电极分别插入家兔四肢皮下。导联线按右前肢、左后肢、右后肢的顺序连接，依 BL-420E 系统使用方法描记实验前后的心电图波形。

3. **急性高血钾模型的制作**　耳缘静脉滴注 2% 氯化钾溶液，滴速为每分钟 15～20 滴。

4. **观察记录**　在滴注氯化钾的过程中，由显示器观察心电图波形的变化规律。出现 P 波低压增宽、QRS 波群低压变宽和高尖 T 波时，描记存盘。

5. **实施抢救方案** 当出现心室扑动或颤动波形后，立即停止滴注氯化钾，并迅速准确地由另外一侧耳缘静脉注入已预先准备好的抢救药物（10% $CaCl_2$ 2ml/kg 或 4% $NaHCO_3$ 5ml/kg，或葡萄糖–胰岛素溶液 7ml/kg）。如果短时间内无法快速输入抢救的药物，则救治效果不佳。

待心室扑动或颤动波消失，心电图基本恢复正常时，家兔口唇恢复红润，说明抢救成功。

6. **观察** 注入致死剂量的 10% 氯化钾溶液（8ml/kg），开胸观察心肌颤动及心脏停搏时的状态。

【实验结果】

编辑并粘贴实验前后的心电图波形，打印结果。

【实验讨论】

根据所学相关理论知识，针对实验结果进行讨论分析，并为实验结果提供理论支撑。

【实验结论】

根据"实验报告"填写相关实验结论。

【注意事项】

（1）麻醉药物注射速度严格控制在 0.5ml/min 达到麻醉效果（四肢松弛）时，停止继续给药。余下的麻醉药物视动物反应情况随时追补。

（2）保持静脉输液管的通畅。

（3）正确记录心电图波形。有时家兔 T 波高出正常值 0.5mV 或融合在 S–T 段中而不呈现正向波，这与动物个体差异有关，此时要变换导联。

实验五　有机磷酸酯类农药中毒及解救

【实验目的】

（1）观察实验动物有机磷酸酯类中毒时的症状，熟悉中毒的机制。

（2）根据阿托品、碘解磷定对有机磷酸酯类中毒的解救效果，分析两药的解毒原理。

【实验原理】

有机磷酸酯类中毒后，胆碱酯酶活力受到抑制，失去水解乙酰胆碱的能力，致使乙酰胆碱在体内蓄积，引起一系列中毒症状。抗胆碱药阿托品能拮抗乙酰胆碱的作用，主要解除有机磷酸酯类中毒的 M 样症状。胆碱酯酶复活药碘解磷定能使被有机磷酸酯类抑制的胆碱酯酶活力恢复，主要解除 N 样中毒症状。两药合用可提高解救效果。

【实验材料】

5% 精制敌百虫溶液、0.05% 硫酸阿托品溶液、2.5% 碘解磷定溶液、注射器、瞳孔尺。

【实验对象】

家兔。

【实验步骤】

（1）模型制作：将 2 只家兔给予同样的有机磷酸酯类药物。耳缘静脉注射 5% 精制敌百虫 4ml/kg，密切观察和记录给药后家兔各项生理指标的变化。

（2）当家兔出现明显中毒症状后，甲兔立即由耳缘静脉注射 0.05% 硫酸阿托品溶液 2.0ml/kg，乙兔由耳缘静脉注射 2.5% 碘解磷定溶液 2.0ml/kg。每隔 5min，检查各项生理指标一次，观察 2 只家兔的情况有无好转，特别注意甲兔和乙兔的区别。

（3）根据解毒效果，甲兔补注 2.5% 碘解磷定溶液 2.0ml/kg，乙兔补注 0.05% 硫酸阿托品溶液 2.0ml/kg，然后继续观察并记录。

【实验结果】

将结果填入表 3-1 中。

表 3-1　有机磷酸酯类农药中毒的解救

兔号	体重	用药情况	瞳孔	唾液	呼吸	大小便	肌张力	震颤
甲		用药前						
		5% 精制敌百虫						
		0.05% 硫酸阿托品						
		2.5% 碘解磷定						
乙		用药前						
		5% 精制敌百虫						
		0.05% 碘解磷定						
		2.5% 硫酸阿托品						

【实验讨论】

根据所学相关理论知识，针对实验结果进行讨论分析，并为实验结果提供理论支撑。

【实验结论】

根据"实验报告"填写相关实验结论。

【注意事项】

（1）敌百虫只具有毒理学意义，属于剧毒类杀虫剂，且可从皮肤吸收，如与人体接触后，应立即用水清洗。

（2）敌百虫溶液静脉注射时先慢后快，防止药液漏出血管外，引起血管强烈收缩，造成给药困难。

（3）碘解磷定静脉注射应缓慢。

（4）用碘解磷定解救后的家兔，在看到碘解磷定的作用明显后，立即注射 0.05% 硫酸阿托品溶液 2.0ml/kg，以防动物死亡。

实验六　动脉血压调节及药物对血压的影响

【实验目的】

（1）观察神经、体液因素对血压的生理调节作用及传出神经系统药物对血压的影响。

（2）结合实验结果分析药物的作用机制。

【实验原理】

血压的形成与调节受多种因素的影响，动脉血压的形成主要取决于心输出量和外周血管阻力。因此，凡能影响心输出量和外周血管阻力的因素，都能影响动脉血压。神经和体液因素的调节可维持正常的动脉血压。传出神经系统药物对血压的影响是通过激动或阻断受体来实现的，肾上腺素受体激动药能使血压上升；肾上腺素受体阻断药，能使血压下降；先用肾上腺素受体阻断药，再用肾上腺素受体激动药，血压变化不明显。拟胆碱药能使血压下降，胆碱受体阻断药阻断这一作用。

【实验材料】

25%乌拉坦溶液、0.01%肾上腺素溶液、0.01%去甲肾上腺素溶液、0.01%异丙肾上腺素溶液、0.001%乙酰胆碱溶液、0.1%阿托品溶液、0.01%普萘洛尔溶液、0.1%酚妥拉明溶液。BL-420E系统、血压换能器、刺激电极、打印机、动物手术台、哺乳类动物手术器械1套、注射器（1ml、2ml、3ml）、手术刀、手术灯、眼科剪、组织剪、止血钳、动脉夹、动脉插管、绷带、纱布、丝线等。

【实验对象】

家兔。

【实验步骤】

1. 手术过程

（1）动物麻醉与固定：取新西兰家兔1只，称重，以4ml/kg耳缘静脉注射25%乌拉坦溶液进行麻醉，将其背位交叉固定于手术台上，然后剪去手术野的毛，即可进行手术。

（2）颈部血管、神经、气管分离术：颈部皮肤切开约10cm，用止血钳钝性分离颈前部胸骨舌骨肌和胸骨甲状肌之间的结缔组织，用弯头止血钳或玻璃分针分离颈总动脉与迷走神经、交感神经、减压神经，穿线备用（分离原则：先神经后血管，先细后粗）。

（3）动脉导管插入术：检查动脉导管，在颈总动脉近心端用动脉夹将其夹住，于两者之间穿线并打一活结，在紧靠远心端结扎处用眼科剪在动脉上做一斜行剪口，将充满肝素的动脉导管由切口向心脏方向插入并用线固定，然后松开动脉夹。

2. **建立静脉给药通路** 将充满生理盐水的头皮针行耳缘静脉注射，并用动脉夹固定。

3. **连接信号记录装置** 开启 BL-420E 系统，选择"实验项目—循环—动脉血压的调节"，并预设相关参数，打开与血压换能器相连接的三通开关和动脉夹，并记录正常的血压波。

4. **按下列顺序操作并记录和观察家兔血压变化的情况**

（1）夹闭一侧颈总动脉，阻断血流 15s，观察家兔血压变化的情况。

（2）牵拉一侧颈总动脉，观察家兔血压变化的情况。

（3）电刺激减压神经（刺激幅度 1~2V，5~10s），观察家兔血压变化的情况。

（4）电刺激迷走神经（刺激幅度 1~2V，5~10s），观察家兔血压变化的情况。

（5）静脉注射 0.01% 肾上腺素溶液 0.5ml/kg，观察家兔血压变化的情况。

（6）静脉注射 0.01% 去甲肾上腺素溶液 0.5ml/kg，观察家兔血压变化的情况。

（7）静脉注射 0.01% 异丙肾上腺素溶液 0.5ml/kg，观察家兔血压变化的情况。

（8）静脉注射 0.1% 酚妥拉明溶液 0.5ml/kg，观察家兔血压变化的情况。

（9）静脉注射 0.01% 肾上腺素溶液 0.5ml/kg，观察家兔血压变化的情况。

（10）静脉注射 0.01% 去甲肾上腺素溶液 0.5ml/kg，观察家兔血压变化的情况。

（11）静脉注射 0.01% 普萘洛尔溶液 0.5ml/kg，观察家兔血压变化的情况。

（12）静脉注射 0.001% 乙酰胆碱溶液 0.2ml/kg，观察家兔血压变化的情况。

（13）静脉注射 0.1% 阿托品溶液 0.5ml/kg，观察家兔血压变化的情况。

（14）静脉注射 0.001% 乙酰胆碱溶液 0.2ml/kg，观察家兔血压变化的情况。

（15）静脉放血 50ml，观察家兔血压变化的情况。

（16）静脉放血 100ml，观察家兔血压变化的情况。

【实验结果】

将 BL-420E 系统记录下来的血压变化曲线，编辑处理并粘贴在实验报告本上。

【实验讨论】

根据所学相关理论知识，针对实验结果进行讨论分析，并为实验结果提供理论支撑。

【实验结论】

根据"实验报告"填写相关实验结论。

【注意事项】

（1）称重、麻醉剂量必须准确，麻醉时须缓慢。

（2）手术切开皮肤后须钝性分离且剥离干净，结扎时应牢固。

（3）给药剂量应准确。

（4）记录系统的显速可稍慢，有利于观察血压的变化。

（5）按顺序给药，避免给药的交叉污染，从而影响实验结果的准确性。

实验七　肝功能状态对药物效应的影响

【实验目的】

（1）了解肝损伤模型的制作方法。

（2）观察肝功能受损时对戊巴比妥钠效应的影响。

【实验原理】

戊巴比妥钠主要经肝脏代谢而消除，肝脏功能状态的不同使其消除的速率不同。四氯化碳（CCl_4）对生物体有较强的毒性，其肝毒性尤为显著。本实验采用四氯化碳皮下注射，造成肝功能不全的病理模型，观察肝功能损害对戊巴比妥钠催眠作用的影响。

【实验材料】

10%四氯化碳（CCl_4）油溶液、0.3%戊巴比妥钠溶液、鼠笼、电子天平、注射器、组织剪。

【实验对象】

小鼠。

【实验步骤】

（1）实验前24h先取小鼠2只，皮下注射10%四氯化碳油溶液0.1ml/10g，复制急性肝功能损伤的实验模型。

（2）实验时取给予四氯化碳的小鼠和正常小鼠各2只，均腹腔注射0.3%戊巴比妥钠溶液0.06ml/10g，观察动物反应。

（3）记录翻正反射消失时间和恢复时间，并计算入睡时间和睡眠时间。

（4）解剖观察动物肝脏外观的差异。

【实验结果】

将结果填入表3-2中。

表3-2　肝药物对肝功能的影响

组别	鼠号	翻正反射消失时间	翻正反射恢复时间	入睡时间	睡眠时间	肝脏外观
正常组						
四氯化碳组						

【实验讨论】

根据所学相关理论知识，针对实验结果进行讨论分析，并为实验结果提供理论支撑。

【实验结论】

根据"实验报告"填写相关实验结论。

【注意事项】

（1）如室温在20℃以下，应给小鼠保暖。否则会因体温下降，代谢减慢，而不易苏醒。

（2）实验室要保持安静，否则不利于小鼠睡眠。

（3）两组小鼠要分放于鼠笼中。

实验八　药物对离体小肠运动的影响

【实验目的】

观察哺乳类动物胃肠平滑肌的一般特性及药物对离体小肠运动的影响。

【实验原理】

消化道平滑肌具有自主节律性，较大的伸展性，具有对化学物质、温度改变较为敏感等生理特性。离体小肠在适宜环境下仍可保持其生理特性，因此，可以模拟内环境改变对小肠平滑肌活动的影响。

【实验对象】

家兔。

【实验材料】

HW-400 恒温平滑肌槽、BL-420E 系统、张力换能器、万能支架、氧气袋、螺旋夹、温度计、烧杯、台氏液（4℃和室温两种）、0.01％肾上腺素溶液、0.01％乙酰胆碱溶液、0.05％阿托品溶液、0.05％新斯的明溶液、待研究的中草药液。

【实验步骤】

（1）准备恒温平滑肌槽：恒温工作点定在 37℃ 左右。使用前应将肌槽刷洗干净，注意不要弄湿底座，以免引起短路。浴锅中充满蒸馏水或自来水，向灌注浴槽内加台氏液至浴槽高度的 2/3 处，实验时每次加台氏液时，均以此高度为参考水平。

（2）制备标本：用木槌敲击家兔头枕部致昏，迅即剖开腹腔，找出胃与十二指肠交界处，用线结扎，在结扎线近胃侧端剪断小肠，将与肠管相连的肠系膜沿肠缘剪开，立即取出长 20～30cm 的肠管。把离体的肠段置于 4℃ 左右的台氏液中轻轻漂洗，然后用注射器将台氏液从近端肠腔注入，冲洗肠腔，待肠腔内容物基本洗净后，再用 4℃ 左右的台氏液浸泡。将肠管分成数段，每段长 2～3cm，用线结扎其一端，另一端通过一个钩（可用大头针弯成）钩在灌流浴槽的标本固定钩上，将结扎线的一端与张力换能器相连。肠段勿牵拉过紧或过松。与肠管相连的线必须垂直，且不得与浴槽的管壁、通气塑料管和温度计接触，以免摩擦。

（3）将充满氧气的氧气袋与塑料管相连，此塑料管经浴槽中侧管插入灌流浴槽底部，调节螺旋夹以控制气流量（以通气管的气泡一个个的逸出为宜）。

（4）将张力换能器连接至计算机，打开计算机，进入 BL-420E 系统。

（5）观察项目

A. 将肠段置于室温台氏液中，观察小肠平滑肌的收缩情况。观察小肠平滑肌收缩曲线的节律、波形、频率和幅度。注意：收缩曲线的基线升高，表示小肠平滑肌紧张性升高；相反，收缩曲线的基线下降，表示紧张性降低。

B. 启动 HW-400 恒温平滑肌槽的电源开关，加热该槽中台氏液的温度至 37℃，观察收缩曲线的变化，将温度恒定在 37℃，再做以下各项操作。

C. 向 HW-400 恒温平滑肌槽的台氏液中加 0.01% 乙酰胆碱溶液 2～10 滴，记录肠段的反应。在观察到明显效应后，立即放出含有乙酰胆碱的台氏液，再用 37℃ 台氏液冲洗 3 次，使肠段活动恢复正常。

D. 加入 0.01% 肾上腺素溶液 2～10 滴，重复步骤 C。

E. 加入 0.05% 阿托品溶液 2～10 滴，重复步骤 C。

F. 加入 0.05% 新斯的明溶液 2～10 滴，重复步骤 C。

G. 加入待研究的中草药液 2～10 滴，重复步骤 C。

【实验结果】

将结果填入表 3-3 中。

表 3-3　药物对离体小肠的影响

观察项目	紧张性	收缩频率	收缩幅度
室温台氏液			
37℃ 台氏液			
0.01% 乙酰胆碱溶液			
0.01% 肾上腺素溶液			
0.05% 阿托品溶液			
0.05% 新斯的明溶液			
待研究的中草药液			

【实验讨论】

根据所学相关理论知识，针对实验结果进行讨论分析，并为实验结果提供理论支撑。

【实验结论】

根据"实验报告"填写相关实验结论。

【注意事项】

（1）加药以前，应先准备好更换用的 37℃ 台氏液。

（2）上述各药加入的量作为参考数据，效果不明显可以补加，但切忌不可一次加药过多。

（3）每次实验效果明显后，立即更换浴槽内的台氏液，并冲洗 3 次，以免平滑肌出现不可逆反应。

（4）浴槽内温度应保持在 37℃，不能过高或过低。

（5）供氧的气泡不可过大、过急，以免悬线振动影响记录。

实验九　呼吸运动的调节及药物对其的影响

【实验目的】

学习呼吸运动的记录方法，观察缺氧及二氧化碳和血中酸性物质增多对呼吸运动（呼吸频率、节律、幅度）的影响，初步探讨其机制。观察迷走神经在家兔呼吸运动调节中的作用，初步探讨其机制。掌握气管插管术和神经血管分离术。

【实验原理】

肺的通气是由呼吸肌的节律性收缩来完成的，而呼吸运动是由于呼吸中枢不断地发放节律性冲动所致。呼吸中枢的紧张性活动随着机体代谢的需要，并受许多因素影响。呼吸运动的反射性调节，主要是化学感受性反射，其适宜刺激是缺氧、二氧化碳和血中酸性物质增多（缺氧和二氧化碳增多对呼吸中枢还具有直接的抑制作用）；其次是牵张反射、呼吸肌本体感受性反射。迷走神经是牵张反射的传入神经。

【实验材料】

哺乳类动物手术器械 1 套、兔手术台、气管插管、5ml 注射器、50cm 长的橡皮管一条、盛有钠石灰的带塞广口瓶、CO_2 发生器（启普发生器）、BL-420E 系统、刺激器、25% 乌拉坦溶液、3% 乳酸溶液、碳酸钙、盐酸、钠石灰、生理盐水、纱布及线等。

【实验对象】

家兔。

【实验步骤】

（1）麻醉：由兔耳缘静脉缓慢注入 25% 乌拉坦溶液（4ml/kg），待动物麻醉后（角膜反射、翻正反射消失），仰卧固定于手术台上。

（2）气管插管：沿颈部正中切开皮肤，分离气管并插入气管插管。分离出两则迷走神经，穿线备用。

（3）实验系统连接：将系有线的缝合针钩在胸廓活动最明显的胸壁上，线的另一端垂直系于张力换能器感应片小孔上，换能器与计算机第 1 通道插孔相连，记录呼吸运动。

（4）启动计算机进入 BL-420E 系统，从实验项目框中找出"呼吸实验"的"呼吸运动调节"项，开始记录。

【观察指标】

（1）记录正常呼吸曲线。

（2）增加吸入气中的 CO_2 浓度：将碳酸钙 10g 放入 CO_2 发生器，再加入稀盐酸 5ml。反应充分后，将气体输出管与气管插管的侧管连接，松开管夹，使部分 CO_2 随吸气进入气管。气体流速不宜过急，以免明显影响呼吸运动。此时观察高浓度 CO_2 对呼吸运动的影响。去掉上述条件，观察呼吸恢复正常的过程。

（3）缺氧：将盛有钠石灰的带塞广口瓶连至气管插管的侧管，让动物呼吸瓶内的少量空气，观察此时呼吸运动有何变化。去掉上述条件，观察呼吸恢复正常的过程。

（4）增大无效腔：将50cm长的橡皮管连接于气管插管的侧管上，观察此时呼吸运动的变化。变化明显后，去掉橡皮管，观察呼吸恢复过程。

（5）血液中酸性物质增多时的效应：用5ml注射器，由耳缘静脉较快地注入3%乳酸溶液2ml，观察此时呼吸运动的变化及恢复过程。

（6）迷走神经在呼吸运动中的作用：先切断一侧迷走神经，观察呼吸运动有何变化，再切断另一侧迷走神经，观察呼吸运动又有何变化。在此基础上，观察对侧迷走神经向中端低频较弱的电刺激所致的呼吸运动的变化。

【编辑记录结果】

将实验结果进行记录整理到"实验报告"本上。

【实验讨论】

根据所学相关理论知识，针对实验结果进行讨论分析，并为实验结果提供理论支撑。

【实验结论】

根据"实验报告"填写相关实验结论。

【注意事项】

（1）手术过程中，应避免伤及主要血管（如颈总动脉、颈外静脉等），以防出血。拭去气管黏液，保持呼吸通畅。

（2）每一项实验前后都要有正常呼吸曲线作为对照。

（3）为便于自身对照及互相对照，气管插管的侧管口径应自始至终保持一致。

（4）注射乳酸时切勿使其漏出血管外。

（5）使动物保持安静状态。

实验十　尿液生成的影响因素

【实验目的】

观察血液渗透压、血容量、肾上腺素、呋塞米等对尿液生成的影响，并分析其作用机制。

【实验原理】

尿液的生成是通过肾小球滤过、肾小管和集合管的重吸收及分泌而实现的。快速静脉滴注生理盐水后血浆蛋白被稀释，血浆胶体渗透压降低，肾小球有效滤过压增加，尿量增加。静脉注射葡萄糖提高了肾小管液的渗透压，妨碍了水的重吸收而增加尿量。缩血管药物收缩肾血管，使肾血流量减少，从而使尿量减少。利尿药通过作用于肾单位的不同部位而产生利尿作用。高效能利尿药主要作用于肾脏髓袢升支粗段髓质部和皮质部，抑制 Na^+、Cl^- 的重吸收，干扰尿液的稀释功能和浓缩功能，导致利尿。

【实验动物】

家兔。

【实验材料】

哺乳类实验动物手术器械、线、纱布、手术台、烧杯、生理盐水、输液管、头皮针、膀胱插管、注射器、计时钟、25% 乌拉坦溶液、生理盐水、20% 葡萄糖溶液、0.01% 去甲肾上腺素溶液、呋塞米。

【实验步骤】

（1）家兔称重后，以 25% 乌拉坦溶液 4ml/kg 经耳缘静脉注射并以胶布固定好针头。麻醉后，将家兔仰卧背位固定于兔手术台上。

（2）将输液针管内气泡排净，输入生理盐水基础液（每分钟不超过 15 滴），建立静脉给药通道。

（3）行双侧输尿管插管术：从耻骨联合向上沿正中线，做长约 4cm 的切口。沿腹白线打开腹腔，暴露腹腔推开肠管，将膀胱轻拉至腹腔外，找到清晰的膀胱三角，看清输尿管的解剖部位，可见左右输尿管沿腹后壁脊柱两侧下行入膀胱。用玻璃分针分离左右输尿管（注意不要损伤与之伴行的血管），穿线并结扎远心端，各剪一小口，插入输尿管插管并固定。

（4）观察并记录实验结果

A. 手术完成后待尿量稳定时观察尿液滴速，作为以下各项目的对照。

B. 快速滴注 37℃ 生理盐水约 20ml，记录第 1～3min 内的尿液滴速变化。

C. 尿滴速恢复稳定后静脉注射 20% 葡萄糖溶液 5ml，记录第 1～3min 的尿液滴速变化。

D. 尿滴速恢复稳定后静脉注射 0.01% 去甲肾上腺素溶液 0.5ml，记录第 1～3min

的尿液滴速变化。

E. 尿滴速恢复稳定后静脉注射呋塞米（5mg/kg），记录第 1 ~ 3min 的尿液滴速变化。

【实验结果】

将实验结果填入表 3-4 中。

表 3-4 药物尿液生成的影响

处理因素	尿滴速变化（滴/分钟）	
	处理前（对照）	处理后
快速静注滴注生理盐水 20ml		
静脉注射 20% 葡萄糖溶液 5ml		
静脉注射 0.01% 去甲肾上腺素溶液 0.5ml		
静脉注射呋塞米 5mg/kg		

【实验讨论】

根据所学相关理论知识，针对实验结果进行讨论分析，并为实验结果提供理论支撑。

【实验结论】

根据"实验报告"填写相关实验结论。

【注意事项】

（1）每次注射某种药物后应紧接着注射 1 ~ 2ml 生理盐水，将残留药物推入家兔体内，使药物及时进入血液循环。每次注射完毕尽量不拔针头，换针管后注射下一种药物。

（2）输尿管插管动作应轻柔，避免产生损伤性尿闭。

第四篇　设计性实验

【实验目的】

本实验的目的是为了充分调动学生学习的主动性、积极性和创造性，并把所学的基础医学知识应用于实验的选题与自主综合设计。通过自主和创造性设计一个或几个小型实验研究项目，在一定的实验条件和范围内，完成从选题、实验设计、亲自动手操作到结果分析和论文撰写的全过程。在实验过程中，通过观察实验对象的各种机能、代谢及细胞分子变化，分析和掌握其发生的主要原因和机制，使学到的基础理论知识与实践的感性认识更好地相结合，最终达到提高学生发现问题、提出问题、分析问题和解决问题能力的目的，提高学生的自学能力、实践能力和创新思维，并以此树立其严谨的科学研究作风和科研创新精神。

【基本步骤】

1. **立题**　以实验小组为单位，根据已学的基础知识或近期将要学习的知识提出自己感兴趣的实验研究项目，并利用图书馆及 Internet 查阅相关的文献资料，了解国内外研究现状。经过小组集体酝酿、讨论，确立一个既有科学性又有一定创新的题目。但是，一定要注意动物实验方案不可过大或脱离现实条件，应强调其可操作性。初步选题后，由指导老师根据设计方案的目的性、科学性、创新性和可行性进行初审，然后与同学一起对实验方案进行论证。

2. **方案设计的内容与格式**　每个实验小组在立题基础上，认真按照规定的格式写出实验的设计方案。综合性设计性实验方案的内容应详细并具有可操作性。具体的内容和格式要求如下：①题目，班级，设计者；②立题依据（研究的目的、意义，欲解决的问题和国内外研究现状）；③实验动物品种、性别、规格和数量；④实验器材与药品（器材名称、型号、规格和数量，药品或试剂的名称、规格、剂型和使用量），包括特殊仪器与药品需要；⑤实验方法与操作步骤，包括实验的技术路线、实验的进程安排、每个研究项目的具体操作过程，以及设立的观察指标和指标的检测手段；⑥观察结果的记录表格制作；⑦预期结果；⑧可能遇到的困难、问题及解决的措施；⑨注明参考文献。指导教师修改完善实验方案。

3. **实验准备**　同学应根据实验的设计方案列出实验所需的动物、器械、药品的预算清单，在实验前两周提交指导老师。对一些特殊药品或试剂应列出供应商的公司名称。

4. **预实验**　按照实验设计方案和操作步骤认真进行预实验。在预实验过程中，学生要做好各项实验的原始记录。实验结束后，应及时整理实验结果，发现和分析预实验中存在的问题和需要改进、调整的内容，并向指导老师进行汇报。得到老师的同意之后，在正式实验时加以更正。

5. **正式实验** 按照修改后的实验设计方案和操作步骤认真进行正式实验。做好各项实验的原始记录。实验结束后，及时整理实验数据。

6. **实验结果讨论分析** 各实验小组对实验数据进行归纳和处理，汇报实验的结果，并回答指导老师的提问。

7. **撰写论文和制作幻灯片（PPT）** 在认真完成实验数据的整理分析后，每个学生均要按照要求和规范的格式撰写论文，并根据老师要求的时间节点上提交论文。按照课题名称、选题背景、研究目标、实验方法、实验结果、结果分析及讨论、结论的顺序制作 PPT，准备答辩及接受指导教师和同学的提问和评估。

8. **论文答辩** 论文答辩委员会由具有丰富教学实践经验的教师组成。答辩以小组为单位，每位小组成员均须参加答辩，其中确定一位作为主答辩人，负责论文的汇报。

9. **评分及评估** 依据每组综合性设计性实验的科学性、先进性、创新性，以及实验完成的质量进行评分。每个同学在整个设计性实验过程中的具体表现，如方案设计的参与程度、实验动手能力、论文的质量、回答问题的能力进行评分，其成绩占课程总学分的 20%，也作为学生形成性评价的考核内容和指标。

实验一 急性肝损伤时机体氧化应激的状态研究

【教学纲要】

1. **中心内容** 急性肝损伤、氧化应激。

2. **实验设计题目** 急性肝损伤时机体氧化应激的状态。

3. **实验目的** 急性肝损伤的造模方法和氧化应激相关指标的检测方法。

4. **教学目标**

（1）基础——掌握一种急性肝损伤的造模方法。

（2）扩展——了解急性肝损伤时血液及肝脏的氧化应激改变。

5. **实验进度** 9 学时。

6. **医生品格培养** 临床思维、循证医学、医德培养、实践能力。

【研究背景】

急性肝损伤是指在无慢性肝病的基础上，由各种原因导致肝细胞损伤而引起的肝脏功能的异常。肝损伤是急性肝功能衰竭的基础，严重或持续的肝损伤最终导致肝功能衰竭。目前，对肝损伤的防治仍是一个严峻课题。选择合适的肝损伤模型是做好防治肝损伤研究的前提。通过建立实验性肝损伤动物模型，研究肝病的发生机制，筛选保肝药物，探索保肝作用原理，具有十分重要的现实意义。

【问题讨论】

（1）肝脏有哪些生理功能？讨论急性肝损伤的发生机制。急性肝损伤的造模方法有哪些，各有何优缺点？

（2）什么是氧化应激？生物标志物有哪些？评价方法是什么？与哪些疾病有关？

【开展实验】

要求：自主实验设计，验证实验设计及实验结果汇报。

【参考文献】

[1] 朱大年，王庭槐 . 生理学 . 8 版 . 北京：人民卫生出版社，2013.

[2] 杨宝峰 . 药理学 . 8 版 . 北京：人民卫生出版社，2013.

[3] 王建枝，殷莲华 . 病理生理学 . 8 版 . 北京：人民卫生出版社，2013.

实验二 天然化合物蛋白酪氨酸磷酸酶 1B 抑制剂的筛选

【教学纲要】

1. **中心内容** 糖尿病的药物治疗。

2. **实验设计题目** 天然化合物蛋白酪氨酸磷酸酶 1B（PTP-1B）抑制剂的筛选。

3. **实验目的** PTP-1B 抑制剂的体外筛选方法的建立。

4. **教学目标**

（1）基础——掌握糖尿病药物治疗。

（2）扩展——了解 PTP-1B 抑制剂在糖尿病治疗中的作用。

5. **实验进度** 9 学时。

6. **医生品格培养** 临床思维、循证医学、医德培养、实践能力。

【研究背景】

PTP-1B 是一种胰岛素信号的负性调节因子，它和蛋白酪氨酸激酶（PTK）一起共同调节胰岛素及瘦素信号的传导，从而调节着人体内脂肪和糖的代谢。目前，越来越多的药物研究工作者投入到 PTP-1B 抑制剂的研究当中。中国国家新药筛选中心已经将PTP-1B 作为治疗糖尿病和肥胖症的药物作用靶点，列为高通量筛选模型。寻找新型的高效、低毒、特异性 PTP-1B 抑制剂成为当前糖尿病药物研究中的一个热点。

【问题讨论】

（1）胰岛素的生理功能及信号传导通路是什么？糖尿病的发生机制是什么？目前治疗糖尿病的药物有哪些，各自有何优缺点？

（2）PTP-1B 的生理功能及信号传导通路是什么？如何检测 PTP-1B 的生物学活性？PTP-1B 活性改变与哪些疾病有关？

【开展实验】

要求：自主实验设计，验证实验设计及实验结果汇报。

【参考文献】

[1] 朱大年，王庭槐. 生理学. 8 版. 北京：人民卫生出版社，2013.

[2] 杨宝峰. 药理学. 8 版. 北京：人民卫生出版社，2013.

[3] 王建枝，殷莲华. 病理生理学. 8 版. 北京：人民卫生出版社，2013.

实验三　抗氧化剂天然药物的筛选

【实验目的】

使学生了解体外抗氧化实验的实验原理、方法及设计思路，在此基础上能够自行设计体外抗氧化实验用以初步筛选具有抗氧化活性的药物。

【实验原理】

组织代谢释放过量的活性氧代谢产物，对机体有一定的影响，很多疾病的发病机制与释放过量的活性氧代谢产物有关，同时与机体的衰老也有一定的联系。本实验通过抑制过氧化反应来筛选更好的抗氧化剂。

【设计思路】

确定天然药物范围（根据文献及相关原理），从以下几个方面进行实验：

1. **还原能力的测定**　采用三氯乙酸法测定。分别取待测溶液，加 pH6.6 磷酸盐缓冲溶液 2.5ml 和 1% 铁氰化钾溶液 2.5ml，混匀后于 50℃ 下放置 20min，加入质量分数为 10% 的三氯乙酸溶液 2.5ml，4800rpm 离心 10min。取上清液 2.5ml，加入蒸馏水 2.5ml 和 0.1% 三氯化铁溶液 2.5ml，混匀后静置 10min，在 700nm 测定吸光度。吸光度越高，抗氧化性越好，还原力越强。抗氧化剂的还原力与其抗氧化活性之间存在联系，抗氧化剂是通过自身的还原作用给出电子而清除自由基，还原力越大，抗氧化性越强。因此，可通过测定还原力来说明抗氧化活性的强弱。在 700nm 处的吸光度依次递增说明了待测物还原力的大小与其浓度大小成正比，即待测物浓度越大，其还原力越大，抗氧化性越强。

2. **清除超氧阴离子自由基能力测定**　采用抑制与产生超氧阴离子自由基试剂盒测定。

3. **清除羟基自由基能力测定**　采用羟基自由基测试盒测定。

4. **对 H_2O_2 诱导红细胞氧化溶血作用的影响**　小鼠眼球取血，制成抗凝血，3000rpm 离心 10min 得到红细胞。冷生理盐水洗涤 3 次，制成 0.5% 的红细胞悬液。取红细胞悬液 0.15ml，加待测药物溶液 0.5ml；对照管以生理盐水代替，混匀，最后加入 0.3% H_2O_2 0.2ml 启动反应。37℃ 温浴 1h 后，用生理盐水 4ml 稀释，3000rpm 离心 10min，取上清液，测定 415nm 的吸光值 A，计算抑制率。

$$抑制率（\%）=（A_0-A_i）/A_0×100\%$$

式中：A_0 表示对照组的吸光值，A_i 表示各处理组的吸光值。

5. **对小鼠脑匀浆中脂质过氧化的影响**　断头处死小鼠（18~22g），迅速取出全脑置预冷至 4℃ 的生理盐水中洗去表面残血，用滤纸吸干，制成 10% 脑匀浆生理盐水液。取 10% 新鲜小鼠脑匀浆 1.5ml，加入待测药物。37℃ 温育 1.5h 后，加入 20% 三氯醋酸溶液 0.6ml。3000rpm 离心 10min，取上清液 1ml，加入 0.67% 硫代巴比妥酸溶液 1ml，沸水浴加热 10min，冷却后在 721 型分光光度计 532nm 处测吸光度 A_x；同时测脑匀浆 1.5ml 加生理盐水 0.1ml 的吸光度 A_0 及不同浓度的黄瓜香水提物或待研究的湘西民族民间药物提取物 0.1ml 加双蒸水 1.9ml 的吸光度 A_y。

按下式计算抑制率：

抑制率（%）＝［A_0－（A_x－A_y）］/A_0×100%（可用丙二醛 MDA 测试盒测定）

6. **总抗氧化能力检测**　采用总抗氧化能力检测试剂盒（FRAP 法）。

【设计过程】

根据设计思路，全班分 6 大组，各选一个议题（方面）进行实验设计，开题通过后，设计方案通过再进行实际操作。

【实验操作】

根据各组设计的方案和技术路线，分工协作进行各组的实验操作过程，并进行数据的采集处理。

【结果及结论】

（1）根据结果进行论文式实验报告的书写，以组为单位上交一份即可。

（2）每组选派一人，进行汇报答辩。

实验四　磺胺嘧啶在不同病理、生理状态的药代动力学研究及生物利用度测定

【实验目的】

通过磺胺嘧啶钠（SD–Na）血浓度测定实验，掌握临床药理、药物动力学方面的一些基本操作方法，了解药物时量关系曲线的变化及药品说明书中涉及的一些主要参数，并为临床药物监测打下基础。

【实验器材】

家兔、注射器、试管、移液管、721 分光光度计、肝素、0.5% 亚硝酸钠溶液、7.5% 三氯醋酸溶液、0.5% 麝香草酚溶液、50% 四氯化碳溶液、1% 氯化汞溶液。

【不同病理、生理状态的动物模型】

家兔肝损伤制备方法：取家兔，以 0.8ml/kg 体重皮下注射 50% 四氯化碳溶液（用大豆油稀释），正常饲养 24h 即成。

家兔肾损伤制备方法：取家兔，以 1.5ml/kg 体重剂量皮下分点注射 1% 氯化汞溶液，正常饲养 24h 即成。

【实验原理】

（1）磺胺嘧啶钠在酸性环境下其苯环上的氨基（—NH_2）离子化生成铵类化合物（—NH_3^+），与亚硝酸钠发生重氮化反应生成重氮盐，该化合物在 525nm 波长下比色，其光密度与药物浓度成正比。

（2）药代动力学：研究药物在体内转运和转化的动力学规律。通过观察用药后血药浓度的变化（时量曲线），研究药物从血浆中消除的速率，并以房室模型描述其规律，指导临床用药、调整用药剂量和给药间隔时间。

（3）一室模型：药物的分布、代谢、排泄（消除）过程，三者的速率均衡，使血药浓度的衰减速率始终一致，其时量曲线表现为一条直线（对数浓度）。一室模型的表达公式为：

$$C_t = C_0 \cdot e^{-kt}$$

其中，C_t 为时间 t 后的血药浓度；C_0 为开始时的血药浓度；k 为消除速率常数。

（4）一级消除动力学：又称定比消除，即血浆中的药物浓度每隔一定时间降到原药物浓度的一定比例，药物消除速率与血药浓度成正比。

特点：①机体消除药物的能力未达到饱和；②血浆 $t_{1/2}$ 为一恒定值，单次给药时，经过 5 个 $t_{1/2}$，药物自血浆消除达 96% 以上；③多次给药，间隔时间为一个 $t_{1/2}$，每次给药量恒定，则 5 个 $t_{1/2}$ 后可达到稳态浓度；④血药浓度为常量单位时，消除曲线为曲线，对数浓度时为直线。

表达公式为：

$$C_t = C_0 \cdot e^{-kt}$$

其中 C_t 为时间 t 后的血药浓度，C_0 为开始时的血药浓度，k 为消除速率常数。上式两侧取对数后为：

$$\log C_t = -k/2.303 \cdot t + \log C_0$$

血浆 $t_{1/2}$：

$$t_{1/2} = 0.693/k$$

【实验方法】

（1）麻醉，分离颈动脉。耳缘静脉注射肝素抗凝后，颈动脉插管，取动脉血备用。

（2）取血：先取空白动脉血。然后给家兔耳缘静脉注射磺胺嘧啶（SD，0.3g/kg），分别于注射后 0min、3min、5min、15min、30min、45min、60min、90min 时取动脉血。

（3）测定血药浓度：严格按表 4-1 中的顺序加药。

表 4-1　磺胺嘧啶血浓度测定实验

试管编号	给药前		给药后（min）							
	对照管	标准管	0	3	5	15	30	45	60	90
7.5% 三氯醋酸溶液（ml）	2.8	2.8	2.8	2.8	2.8	2.8	2.8	2.8	2.8	2.8
血样（ml）	0.1	0.1	0.1	0.1	0.1	0.1	0.1	0.1	0.1	0.1
					立即混匀					
蒸馏水（ml）	0.1	标准液 0.1	0.1	0.1	0.1	0.1	0.1	0.1	0.1	0.1
			充分摇匀,2000rpm,离心 5min;取上清液 1.5ml,移至另一相应的试管中							
0.5% 亚硝酸钠溶液（ml）	0.5	0.5	0.5	0.5	0.5	0.5	0.5	0.5	0.5	0.5
					混匀					
0.5% 麝香草酚溶液（ml）	1	1	1	1	1	1	1	1	1	1
					混匀					

525nm 波长下测量光密度

根据标准管的药物浓度及其光密度值，可计算出样品管内的药物浓度。公式如下：

OD 样/OD 标＝C 样/C 标

将所测得的血药浓度值与时间通过计算机进行曲线拟合，得到药时曲线，表达公式如下：

$$C_t = Ae^{-\alpha t} + Be^{-\beta t}$$

其中，C_t 为时间 t 后的血药浓度，A 为分布开始时的血药浓度，α 为分布速率常数，B 为消除开始时的血药浓度，β 为消除速率常数。

在半对数坐标纸上以时间 t 为横坐标，实测的光密度值换算而得的血药浓度的对数为纵坐标，绘制时量曲线图。

（4）药时曲线及药代动力学参数的计算：

A. 消除速率常数：

$$k\ (min^{-1})\ =\ -2.303B$$

B. 血浆半衰期：

$$t_{1/2}\ (min)\ =\ 0.693/k$$

C. 初始浓度：

$$C_0\ (mg/ml)\ =\ \log^{-1}A$$

D. 表观分布容积：

$$V_d\ (ml/kg)\ =\ D_0/C_0\ (D_0 为给药剂量)$$

【注意事项】

（1）加取血样的吸量管为同一只，因此应先取空白血样，分别加到对照管和标准管中后，再从注射后 90min 时的血样开始取起，然后是注射后 60min、45min、30min、15min、5min、3min、0min 的血样。

（2）每只试管内，先加三氯醋酸，再加入血样，加完血样后立即振荡，否则会很快发生凝固，影响结果的准确性。

（3）显色剂的顺序一定不能错：亚硝酸钠→麝香草酚。

（4）SD 的血药浓度单位为 "μg/ml"。

【思考题】

（1）二室模型的药物，其体内过程有哪些特点？

（2）药物消除动力学分为哪两类，各自的特点是什么？

（3）简述药物代谢动力学参数的测定方法。

实验五 三叶青水提物对大鼠实验性肝损伤的保护作用

【实验目的】

掌握大鼠灌胃技巧、血清制备技术及采用分光光度计测定血清酶活性的方法，提高动手能力和创新意识。

【实验原理】

根据临床报道，中药三叶青有护肝及治疗肝炎的作用，本项实验以大鼠为研究对象，通过设计正常对照组，CCl_4急性肝损伤模型对照组，三叶青高、低剂量治疗组及联苯双酯阳性对照组，测定其与肝功能相关的血清酶活性，分析三叶青对CCl_4肝损伤血清酶的活性影响，为其护肝的药理机制研究奠定基础。

【材料与方法】

1. **材料** 大鼠 40 只，体重 180g±20g，雌雄各半。

三叶青水提物（为本室自行采集的三叶青块根，采自湖南省吉首市，水煎所得）、生理盐水、CCl_4、阳性对照药联苯双酯、谷丙转氨酶（ALT）试剂盒、谷草转氨酶（AST）试剂盒、碱性磷酸酶（ALP）试剂盒、乳酸脱氢酶（LDH-L）试剂盒、3% 戊巴比妥钠溶液。

723 型可见分光光度计、台式低速离心机、电热恒温水箱。

2. **方法**

（1）实验动物分组：SD 大鼠 40 只，随机分为 5 组，每组 8 只。一组为正常对照组，灌胃 10ml/kg 生理盐水；二组为模型对照组，灌胃等容积生理盐水；三四组分别为三叶青高、低剂量治疗组，每千克体重分别灌胃等容积 16g 生药及 1.6g 生药的三叶青水提物；五组为阳性对照组，灌胃等容积 0.00208g/kg 的联苯双酯。以上各组均每天给药 1 次，连续 5 天。末次给药后，二至五组的大鼠按 1ml/kg 腹腔注射 CCl_4 原液 1 次，建立急性肝损伤模型。禁食 24h 后称体重，以 3% 戊巴比妥钠溶液按 1ml/kg 腹腔注射麻醉大鼠，腹主动脉取血，3500rpm 离心 10min 得血清，以检测各指标。

（2）数据统计：实验数据采用 SPSS（版本 11.5）软件的 Independent-Samples T test 算法进行统计，以 $\bar{x}$±SD 表示，模型对照组与其他各组血清酶的差异显著性水平设为 0.05。

【预期结果】

三叶青水提物及联苯双酯可降低 CCl_4 所致大鼠肝损伤血清 ALT、AST、ALP、LDH 升高的作用。

【研究意义】

CCl_4肝损伤模型广泛用于护肝药物筛选和机制研究，通过实验，为三叶青治疗肝炎提供科学依据，并为其护肝作用的药理机制研究积累原始资料。

【思考题】

（1）CCl_4致肝损伤血清酶活性升高的机制是什么？

（2）三叶青降肝损伤血清酶活性升高的有效成分可能有哪些？并推测其作用的机制。

【注意事项】

（1）酶的活力与温度和孵育时间关系很大，因此测定时应严格恒定温度和注意掌握时间。血清在室温或4℃存放后，每天酶活力呈逐渐升高1%～2%，故在血清分离后马上测定较妥，并于短时间内测完所有样本的光密度值。

（2）腹腔注射CCl_4的前晚，全部大鼠禁食，饮水不限。CCl_4中毒后，大鼠也应禁食。腹腔注射时针头不宜插入过深以防损伤内脏。

（3）三叶青水提物用前摇匀。

【参考文献】

［1］徐叔云.药理实验方法学.3版.北京：人民卫生出版社，2002.

［2］陈奇.中药药理研究方法学.北京：人民卫生出版社，1993.

实验六　黄瓜香水提物的药理作用研究

一、黄瓜香水提物对免疫功能影响的实验

【基本原理】

吞噬细胞可吞噬鸡红细胞，将吞噬细胞和鸡红细胞体外孵育或将鸡红细胞注入大鼠腹腔可在显微镜下观察吞噬红细胞百分率。

【实验用品】

健康 Wistar 大鼠、0.5% 淀粉生理盐水溶液、5% 鸡红细胞生理盐水悬液、Alsever's 溶液、瑞氏染液、香菇多糖、载玻片、孵育箱、油镜、离心机。

【操作步骤】

1. 鸡红细胞悬液制备　无菌条件下，自鸡翼下静脉采血置于 100ml 疫苗瓶中，加入相当于鸡血体积 5 倍的 Alsever's 溶液混匀，4℃冰箱贮存。临用时，用生理盐水洗涤 3 次，前两次离心速度为 1500rpm，离心 5min，弃上清液和界面的白细胞层。最后连续两次离心（2000rpm，5min）直至细胞压积值恒定，用生理盐水配成体积分数为 5% 的红细胞悬液。

2. 分组及给药方法　体重 120～180g 的健康 Wistar 大鼠 24 只，随机分为 3 组（每组 8 只），即空白对照组、阳性对照组和实验组。空白对照组灌生理盐水 1ml/kg，阳性对照组灌香菇多糖 0.6mg/kg，实验组分别灌黄瓜香水提物大剂量 2.0g/kg 和小计量 0.2g/kg，每天灌胃一次，连续灌胃 7 天。

3. 腹腔巨噬细胞吞噬功能测定　在第 4 天每鼠腹腔注射 0.5% 淀粉生理盐水溶液 0.5ml 以诱导巨噬细胞，第 7 天给药 2h 后，给小鼠腹腔注射 5% 鸡红细胞生理盐水悬液 1ml。间隔 2h 后颈椎脱臼处死，仰位固定于鼠板上。剪开腹壁皮肤，经腹膜注入生理盐水 2ml 转动鼠板 1min，然后吸出腹腔洗液，平均分滴于 2 片载玻片上。晾干后以 1:1 丙酮 –甲醇溶液固定，晾干，用瑞氏染液染色 15min，洗去染色液，晾干。在油镜下观察巨噬细胞吞噬的鸡红细胞的个数。

4. 计算吞噬百分率和吞噬指数　将结果记入表 4-2 中。

表 4-2　腹腔吞噬细胞吞噬功能测定

组别	巨噬细胞数	已吞噬巨噬细胞数	吞入鸡红细胞	吞噬百分率（%）	吞噬指数（%）
水提大剂量组					
水提小剂量组					
香菇多糖组					
空白对照组					

　　吞噬百分率 = （吞噬鸡红细胞的巨噬细胞总数/观察到的巨噬细胞总数）×100%

　　吞噬指数 = （被吞噬的鸡红细胞总数/观察到的巨噬细胞总数）×100%

二、黄瓜香水提物对家兔血浆复钙时间的影响

【基本原理】

由内源性和外源性凝血途径所生成的 Fxa，在 Ca^{2+} 存在的情况下可与 FVa 在磷脂膜表面形成 Fxa-FVa-Ca^{2+}-磷脂复合物，即凝血酶原酶复合物，进而激活凝血酶原，使血浆凝固。

【实验用品】

家兔 1 只、EP 管、移液枪、恒温水浴箱、离心机、离心管、秒表、3.8% 枸橼酸钠、0.025mol/L 氯化钙、1.0g/ml 和 0.1g/ml 的黄瓜香水提物、丹参注射液。

【实验步骤】

1. **血浆制备**　取家兔 1 只，从耳中央动脉取血 10ml，以 3.8% 枸橼酸钠抗凝，离心取上层血浆备用。

2. 取 0.1ml 血浆放入 EP 管内，共 24 支，分成空白对照组、阳性对照组、实验组。空白对照组加入 0.1ml 生理盐水，阳性对照组加入丹参注射液 0.1ml，实验组加入黄瓜香水提物大（3%）、小（1.5%）剂量各 0.1ml。每组各 6 支。

3. **记录复钙时间**　EP 管置于 37℃ 水浴温育 1min，再加入，0.025mol/L 氯化钙 0.1ml，立即开动秒表计时，再隔 10s 缓缓侧动试管 1 次，观察血浆凝固情况，记录自加入 Ca^{2+} 至纤维蛋白凝块形成所需时间，即为复钙时间。

　　将结果记入表 4-3 中。

表 4-3　黄瓜香水提物对兔血浆复钙时间的影响

组别	复钙时间（s）					
	1	2	3	4	5	6
空白组						
阳性组						
实验组（大）						
实验组（小）						

三、黄瓜香总黄酮抗氧化、抗自由基的作用观察

【实验原理】

羟自由基（OH·）产生体系模型：在一定条件下，H_2O_2 与 Fe^{2+} 混合后产生羟自由基的 Fenton 反应。

$$H_2O_2 + Fe^{2+} \rightarrow OH \cdot + OH^- + Fe^{3+}$$

该反应中产生的羟自由基具有很高的反应活性，其存活时间短。但在反应体系中

加入水杨酸，能有效地捕捉羟，并产生有色产物。

反应为：

$$2OH\cdot + C_6H_4(OH)(COOH) \rightarrow C_6H_3(OH)_2(COOH) + H_2O$$

（水杨酸　无色）　　（2,3-二羟基苯甲酸　有色）

该有色产物在 510nm 处有强吸收峰。若在体系中加入具有清除羟自由基功能的被测物，且被测物捕捉羟自由基的作用大于水杨酸时，便能及时清除羟自由基，从而使有色产物的生成量减少导致吸光度减小。所以采用固定反应时间法，在 510nm 处测量含被测物反应液的吸光度（A_x），并与空白液（A_0）比较，便能测定被测物对羟自由基的清除作用。

清除率按下式计算：

$$清除率（\%）=（A_0-A_x）/A_0\times100\%$$

【实验用品】

黄瓜香水提物、10mmol/L 水杨酸、0.4mol/L，pH7.4 的磷酸缓冲液、3.8mmol/L 硫酸亚铁溶液、4mmol/L 的 H_2O_2、6mol/L HCl、NaCl、去离子水、乙醚、10% 三氯乙酸溶液、10% 钨酸钠溶液、0.5% $NaNO_2$ 溶液、1mol/L KOH、恒温水浴箱、10ml 刻度具塞试管、721 分光光度计等。

【实验方法】

（1）黄瓜香水提物按不同浓度分为 4 份：1.00g/L、0.75g/L、0.50g/L、0.10g/L。

（2）羟自由基的产生：在 10ml 刻度具塞试管中依次加入 10mmol/L 水杨酸 0.5ml，0.4mol/L 磷酸缓冲液 3ml，3.8mmol/L 硫酸亚铁溶液 0.5ml，加入 4mmol/L 的 H_2O_2 1ml 启动反应，于 25℃ 恒温水浴中放置 90min。准备 5 支，1 支不加黄瓜香水提物，其他 4 支加水杨酸后再加不同浓度的黄瓜香水提物 1.0ml。

（3）羟自由基的测定：反应 90min 后，加 6mol/L HCl 结束反应，再加 NaCl 0.5g，滴加去离子水至 6ml 刻度处，混匀，加入冷乙醚 4ml，充分混匀，静置后移取上层乙醚 3ml 于 10ml 刻度离心管。将离心管置于 40℃ 恒温水浴中，将乙醚蒸发至干，加入 10% 三氯乙酸溶液 0.15ml、10% 钨酸钠溶液 0.25ml、0.5% $NaNO_2$ 溶液（每天配置）0.25ml，放置 5min 后，加入 1mol/L KOH 0.25ml，滴加去离子水至 4ml 处，混匀。于 510nm 处测定其吸光度 A_0、A_x（A_0 为未加黄瓜香水提物的吸光度，A_x 为加黄瓜香水提物的吸光度）。

（4）羟自由基清除率的计算：

$$清除率（\%）=（A_0-A_x）/A_0\times100\%$$

【实验结果】

将结果填入表 4-4 中。

表 4-4　黄瓜香水提物羟自由基清除率

浓度（g/L）	1.00	0.75	0.50	0.10
清除率（%）				

第五篇　VBL-100 医学机能虚拟实验室简介及其操作

一、VBL-100 医学机能虚拟实验室简介

VBL-100 医学机能虚拟实验室（图 5-1）是采用计算机虚拟仿真与网络技术建立起逼真的实验操作演练与虚拟的实时实验效果。在虚拟机能实验室中，由于模拟仿真实验无须实验动物，无须实验准备即可帮助学生理解实验的操作步骤及实验效果。虚拟实验教学系统的建立是对机能学真实实验教学的一个有益补充，虚拟实验教学系统是学生学习机能学相关实验知识、掌握机能学实验技术与方法一个很重要的辅助学习软件。它较好地解决了机能学实验知识的预习、熟悉及强化难题。VBL-100 虚拟实验室由虚拟实验台、虚拟器材库和开放式实验室管理系统组成。在虚拟实验室中，学生既可以在虚拟实验台上动手操作，又可自主设计实验，有利于培养和提高学生机能实验的操作能力、分析诊断能力、设计能力和创新意识。机能实验室的专用虚拟实验室可同时供 40 位学生进行机能学知识的学习。

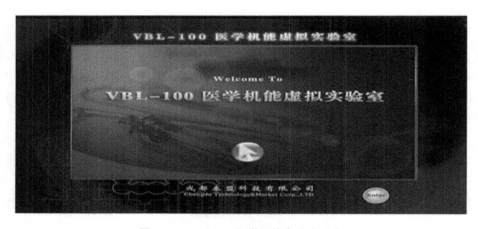

图 5-1　VBL-100 医学机能虚拟实验室

VBL-100 医学机能虚拟实验室系统具有以下特点：

（1）系统内容丰富。包含实验室常见仪器设备、手术器械、实验常用药品、实验动物、常用操作技术等，图文并茂，可起到辅助教师教学的效果。

（2）系统有 40 多个机能学实验，使用虚拟仿真技术模拟动物实验的整个操作步骤，包括动物的麻醉、手术及信号的记录。

（3）每个实验的操作仿真。充分应用多媒体丰富直观的表达形式，将仿真动画、实验录像及操作说明有机地结合起来，既表达整体，也表达细节，便于学生对实验操作充分理解和掌握。

（4）实验结果的模拟。对于机体在各种不同实验条件下产生的各种波形进行实时

仿真，对于一些学生平时难以完成的实验起到示范作用。

（5）学生实验技能考核。通过内置的考试系统，对学生掌握实验的情况进行考核。

（6）药物考核。通过未知药物对动物机体造成的反应让学生对药物进行识别；对于已知药物可进行用量考核，如不同麻醉药品的剂量考核。

（7）进行各种药理学参数的计算，如 pA2、LD50、半衰期等，使学生在进行药理学实验的同时理解各种药理学参数的意义及计算方法，帮助学生建立科研的思维能力。

（8）系统具有开发性，用户可以将自己的实验图片、实验录像、实验原理和操作的文字加入到系统中，从而扩充系统的适用性。

二、VBL-100 医学机能虚拟实验室系统的结构及内容

点击桌面 VBL-100 虚拟实验室图标 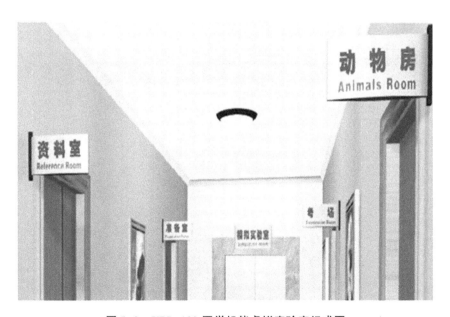（图 5-2）启动虚拟实验室，可知该软件系统由资料室（图 5-3）、动物房、实验准备室、模拟实验室和考场五部分组成。

图 5-2　VBL-100 医学机能虚拟实验室组成图

1. **资料室**　鼠标点击资料室图标进入资料室模块，资料室模块提供了机能学常用技术、生理实验指导、药理实验指导、病理生理实验指导、生物机能信号的采集与处理仪器简介（图 5-3）。

（1）机能学实验常用技术（图 5-4）：介绍了机能实验中的基本实验技术与常用局部手术操作。

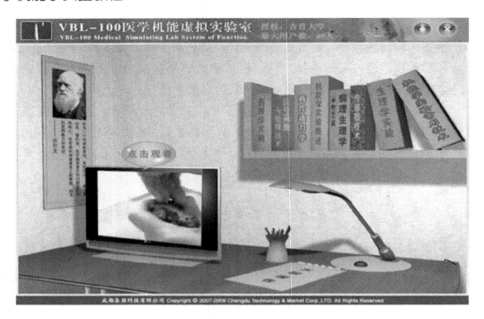

图 5-3 资料室

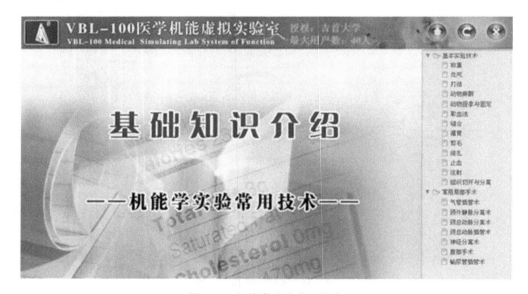

图 5-4 机能学实验常用技术

每一项实验技术或手术操作均分别配有图文介绍及操作示范录像，如称重（图 5-5），通过图文并茂的介绍及录像示范，使学生对机能学实验中常用的操作能快速了解与掌握，起到事半功倍的效果。

（2）生理、药理、病理生理实验：这3项内容分别提供了总计40多项药理、生理及病理生理的实验指导（图 5-6）。

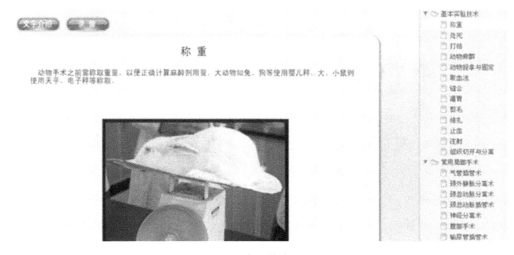

图 5-5 常用技术：称重

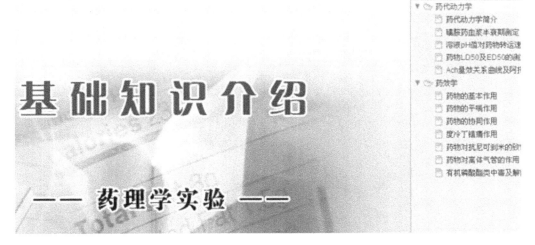

图 5-6 药理学实验

2. **动物房** 该模块介绍了机能实验动物的品系（图 5-7）及常用实验动物的生物学特性、生理常数及在机能实验中的应用范围（图 5-8）。

3. **准备室** 准备室模块内容介绍了机能实验中常用的试剂药品及药理生理实验仪器等。

（1）试剂介绍（图 5-9）：实验试剂介绍模块内容包含了机能学实验中常用生理溶液、麻醉剂及抗凝剂的简介（图 5-10）、剂量（图 5-11）及虚拟配置（图5-12）过程，通过该模块学生可掌握各种常用机能生理液体的配制方法。

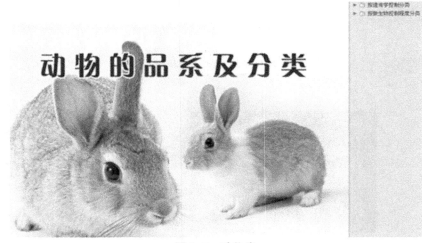

图5-7　动物房

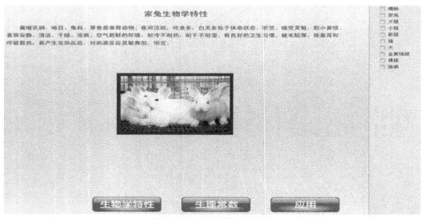

图5-8　实验动物介绍

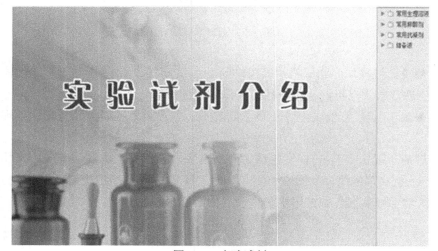

图5-9　实验试剂

克氏液简介

克氏液（Kreb's Solution）含有Na⁺、K⁺、Ca²⁺、Mg²⁺、Cl⁻、HCO₃⁻、H2PO₄⁻、SO₄²⁻、葡萄糖等，主要用于哺乳类动物离体组织的实验，能够维持这些组织的体外基本活动。

图5-10　试剂简介

克氏液剂量

克氏液（Krebs' solution）用于哺乳类及鸟类的各种组织的研究。

母液及浓度	所取母液量（ml）
20% NaCl	34.5
10% KCl	3.5
10% CaCl₂	2.52
5% NaHCO₃	42.0
10% KH₂PO₃	1.6
10% MgSO₄·7H₂O	2.9
Glu	2.0g

图5-11　实验试剂剂量

（2）器械介绍：该模块图文并茂地介绍了机能实验中常用的各种手术器械。通过观看三维仿真图形（图5-13），学生能较快熟悉多种手术器械在实验中的应用（图5-14），并很快记住它的名字，对外科手术器械的学习也是受益匪浅。

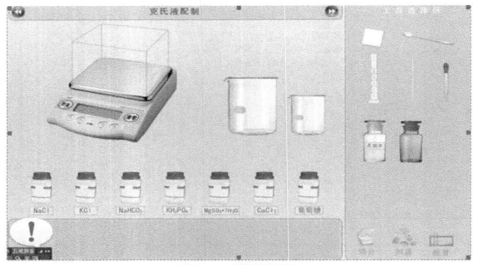

图 5-12　试剂虚拟配置

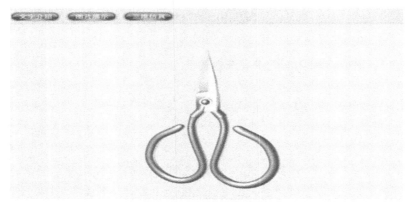

图 5-13　仿真手术器械

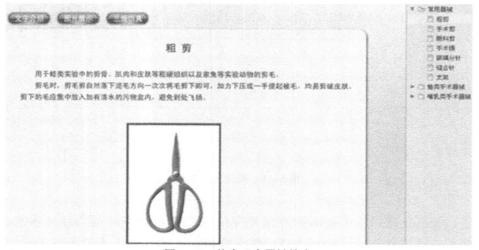

图 5-14　仿真手术器械简介

（3）药理及生理仪器：这两个模块主要介绍了一些机能实验中主要的仪器设备，如药理实验中行为学检测的跳台仪、水迷宫，镇痛药物实验的热板刺激仪等。每一项仪器介绍由仪器简介、原理及操作录像三部分组成（图5-15）。学生学习此模块可以初步掌握各个仪器的使用方法。

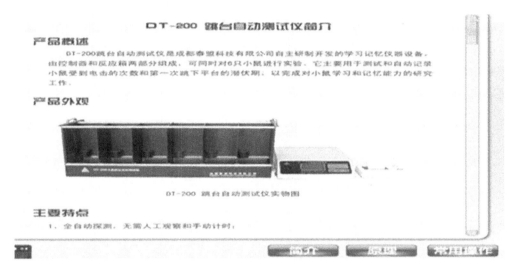

图5-15　仿真实验仪器介绍

4. 虚拟实验　该模块是机能虚拟实验室软件的最主要构成部分。虚拟实验通过由计算机虚拟真实的实验环境，在虚拟的实验环境中进行相应虚拟实验操作；其操作过程或步骤与真实实验操作一致，并能提供实时的虚拟实验结果。在部分虚拟实验中其实时实验效果十分逼真，如血压调节虚拟实验中血压波包含有心房波、心室波，并且可以表达出二级呼吸波（图5-16）。

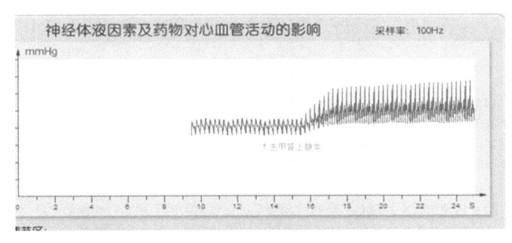

图5-16　虚拟实验

虚拟实验模块各项虚拟实验由实验简介、原理、模拟、录像、结果（或波形）等组成（图5-17），简介与原理是无纸化的实验指导，虚拟实验是整个软件中最为重要的部分。在各项虚拟实验的模拟模块中，通过虚拟的实验操作（图5-18）让学生尽快了解、熟悉其实验步骤，对复杂的手术操作可以观看实验录像（该部分观看效果不及资料室模块中机能实验常用技术的观看效果）。对于初次进行该项目不熟悉其实验操作步骤时，在虚拟实验界面的左下方点击 [!] 就可查看下一步正确的实验步骤。通过该模拟操作可以对实际开设的机能实验的操作过程进行预习、复习及强化。在实际开设的实验中遇到实验动物意外死亡而无实验结果时，还可用该实验中的实时模拟波形来了解本次实验的预期结果。

图5-17 虚拟实验模块

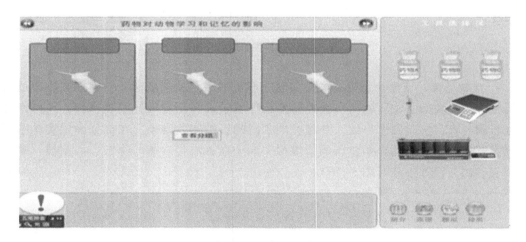

图5-18 虚拟实验

（1）生理仿真实验项目：刺激强度与肌肉收缩反应的关系、刺激频率与肌肉收缩之间的关系、神经干动作电位的引导实验、神经兴奋传输速度的测定、神经干不应期的测定、减压神经放电、膈神经放电、大脑皮层诱发点位、离体蛙心灌流、期前收缩与代偿间歇、心肌细胞动作电位、家兔血压调节、家兔呼吸运动调节、尿生成的影响因素、消化道平滑肌生理特性等。

（2）药理仿真实验项目：药物对动物学习记忆的影响、酸枣对小鼠的镇静作用、地西泮的抗惊厥作用、哌替啶的镇痛作用、地塞米松对实验大鼠趾肿胀的抗炎作用、苯海拉明药效实验、神经-体液因素及药物对心血管活动的影响、药物急性毒性实验、药物半衰期的测定、给药剂量对血药浓度的影响、给药途径对血药浓度的影响、药物在体内的分布、肝肾功能状态对血药浓度的影响、多次给药对血药浓度的影响。

（3）病理生理仿真实验项目：急性心力衰竭、心律失常、急性缺氧、急性失血性休克、急性高血钾症。

（4）人体虚仿真实验项目：人体指脉信号的测定、人体全导联心电信号的测定、ABO血型的测定、人体前臂肌电的测定、人体握力的测定、人体心音图的记录和测定简介。

（5）综合仿真实验：家兔呼吸运动调节、影响尿生成的因素及利尿药物、神经体液因素及药物对心血管活动的影响。

总之VBL-100医学机能虚拟实验室具有结构完整、内容丰富、操作交互仿真逼真、界面优美等特点（图5-19），是学生学习机能学实验的一个重要辅助工具。通过实际开设的实验与虚拟实验虚实结合，达到以虚（虚拟实验）促实（实开实验），以实立虚，促进学生学习机能实验的良好目的。

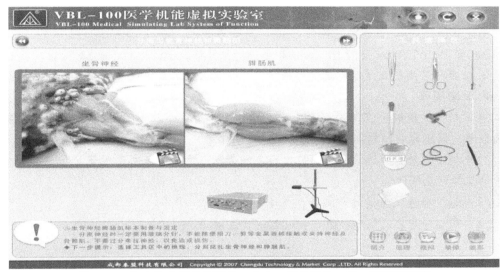

图5-19　每个仿真操作将图片、文字、录像融为一体，逼真度极高

附　录

附录一　大鼠血清的制备方法

1. **器材**　手术台、手术剪、眼科镊、动脉夹、10ml 注射器、10ml 及 5ml EP 管、移液器。

2. **操作方法**　用 3% 戊巴比妥钠腹腔注射麻醉大鼠，将其取仰位固定。然后打开腹腔，开腹时应尽可能减少出血。打开腹腔后，将肠管向右推向一侧，然后用手指轻轻分开脊柱前的脂肪，暴露出腹主动脉，用动脉夹夹住近心端，然后用一次性无菌注射器从髂动脉分叉处 3mm 以上位置平行刺入血管，打开动脉夹，立即抽血 10ml。抽血时，要注意使动物保持安静。若动物躁动，要停止抽血，追加麻醉。抽取的血放到 10ml EP 管内，3500rpm 离心 10min 分离血清，并用移液器吸取到 5ml EP 管内。

3. **保存**　采到的血清若不能及时检测，应放到冰箱 4℃ 保存（不超过 2~3 天）。

4. **注意事项**

（1）采集的血液于 37℃ 放置 30min，待血块开始自然收缩时进行分离，切忌强行分离血清，以免影响酶的测定结果。

（2）抽血及放血的速度宜慢，放血时要斜置 EP 管，让血顺着管壁缓慢流入管内，以防溶血和产生气泡。

（3）每份血液及血清均需编号，并注明组别。

（4）取血时要小心操作，防止针头刺破腹主动脉。

附录二　吸光度测定前空白溶液和血清样品溶液的配制方法

　　取 R_2 复溶一瓶 R_1 10ml，溶解后即为工作液。工作液预先保温至37℃。按试剂盒说明书操作，用比色皿配置空白溶液和样品溶液，并混合均匀，在37℃保温规定的时间后，读取初始吸光度，同时开始计时。在精确1min、2min、3min 时，分别读取吸光度，确定每分钟平均吸光度的变化。比色皿内的溶液面不应低于25mm。另外，被测试的样品中不能有气泡和漂浮物，否则会影响吸光度的精确度。

附录三 血清生化指标吸光度的测定方法

1. **试剂** 试剂盒、蒸馏水、血清。

2. **器械** 723 型可见分光光度计、比色皿、擦皿纸、1ml 注射器、200μl 及 20μl 移液枪、200μl 及 20μl 枪头。

3. **操作步骤及注意事项**

（1）预热：打开仪器电源开关，使之预热 20min。仪器接通电源后，仪器即进入自检状态，自检结束后波长自动停在 546nm 处，测量的方式自动设定在透射比方式（％T），并自动调 100％T 和 0％T。

开机前，先确认仪器样品室内是否有东西挡在光路上。光路上有东西将影响仪器自检甚至造成仪器故障。

（2）按"方式键"（MODE）将测试方式设置为吸光度方式，显示器显示"XXXnm, X XXXAbs"。

（3）按"波长设置"键（ρσ）设置分析波长，如 340nm，按波长设置键"ρ"或"σ"直到显示器显示 340nm 为止。此时显示器显示"340nm X XXXAbs"。每当波长被重新设置后，请不要忘记调整零 ABS。

（4）打开样品室盖，将盛有参比溶液（蒸馏水）的比色皿、空白溶液的比色皿及血清样品溶液的比色皿分别插入比色皿槽中，盖上样品室盖。

一般情况下，参比溶液比色皿放在第一个槽位中。

被测样品的测试波长在 340~1000nm 范围内时，建议使用玻璃比色皿；在 190~340nm 时，建议使用石英比色皿。

仪器所附的比色皿，其透射率是经过测试和匹配的，未经匹配处理的比色皿将影响样品的测试精度。

比色皿的透光部分表面不能有指印、溶液痕迹。否则将影响样品的测试精度。

（5）将参比溶液推入光路中，按"100％T"调整零 ABS。

仪器在自动调整 100％T 过程中，显示器显示"340nm Blank…"当 100％T 调整完成后，显示器显示"340nm, 0.000Abs"

（6）将被测样品推或拉入光路中，此时，显示器上所显示的是被测样品的吸光度参数。

每测完一个样品，应用蒸馏水将比色皿冲洗 3 次，并用擦皿纸擦干净比色皿的透光部分表面。

附录四　2013级临床医学授课方案

教学目的与要求	机能实验学是将生理学、病理生理学、药理学三学科的实验内容进行综合性设计，按人体系统机能设置综合性实验。要求学生通过一项实验操作，能观察到实验动物的生理学变化、病理生理学变化和药物作用后的变化，并掌握其作用机制，以加强部分基础医学与临床医学的联系，为医学生后续学习临床专业课打下坚实的基础。同时培养学生的科研设计能力和创新能力		
选　用教　材	书名：医学机能学实验　　　　　编（著）者：黄德斌		
	出版社：高等教育出版社　　　　出版时间：2016年7月		
对教材的处理	结合湘西丰富的民族药物，以综合性实验项目为主，在本专业中开设扩展性和探索性实验，以期增强学生的实际动手操作能力，培养自学能力和创造、创新及科研设计的能力，从而提高学生对科学研究的兴趣		
教学改革和提高教学质量的主要措施	1. 因地制宜地适当运用多媒体教学，加深学生对实际操作的直观感受 2. 进行预实验，少走弯路 3. 开放实验室，提供良好的实验条件，鼓励学生进行探索性实验和创新性实验 4. 利用两次课余时间（6学时），进行BL-420E生物机能实验系统的强化培训，提高学生课堂操作的熟练速度 5. 机能实验室将为有科研兴趣的临床医学生提供平台，激发学生的科研热情		
学时安排	本期教学18周，每周4学时，合计授课72学时，总项目数18个		
	其中课堂讲授4学时，实验68学时		
	校外教学（见习参观）		

注：1. 教学目的要求，包括基础理论知识、基本知识、基本技能训练和培养学生能力等方面。

　　2. 对教材的处理，要求按照教学大纲的规定，结合学生的实际，并考虑对相关课程相衔接等需要，提出正确使用教材的方案及对教材内容增删、详略和重点的安排。

　　3. 本计划一式两份，每学期开学第1周内填写好（可打印），经所在院（系）审核后一份交所在院（系）存档，一份由任课教师本人留存。

教　学　日　历

周次	教 学 内 容 提 要	周学时	备注
1	机能学绪论	4	机能实验室
2	实验动物的选择 实验动物涉及的动物保护问题 （综合性实验，每班分 12 组，每组 6~7 人）	4	机能实验室
3	动物实验仪器 BL-410、420E 生物机能实验系统的操作和使用（综合性实验，每班分 12 组，每组 6~7 人）	4	机能实验室
4	机能学实验仪器器械的使用 实验动物给药方法训练 （综合性实验，每班分 12 组，每组 6~7 人）	4	机能实验室
5	实验动物的捉拿、固定和编号 常用手术方法训练（家兔颈部、腹部手术） （综合性实验，每班分 12 组，每组 6~7 人）	4	机能实验室
6	科研的基本原理和方法 科研程序与探索性实验 （综合性实验，每班分 12 组，每组 6~7 人） 图书馆查阅相关文献资料拟写综述	4	写一篇综述（或开题报告）占 20% 机能实验室
7	红细胞的渗透脆性及其影响因素 影响血液凝固的因素 （验证性实验，每班分 12 组，每组 6~7 人）	4	机能实验室
8	神经肌肉标本的制备 不同强度和频率的刺激和肌肉松弛剂对肌肉收缩的影响 （综合性实验，每班分 12 组，每组 6~7 人）	4	机能实验室
9	电解质及药物对离体心脏活动的影响 （综合性实验，每班分 12 组，每组 6~7 人）	4	机能实验室
10	不同给药途径对药物作用的影响 有机磷酸酯类农药的中毒及解救 （综合性实验，每班分 12 组，每组 6~7 人）	4	机能实验室
11	实验性高血钾及其救治 （综合性实验，每班分 12 组，每组 6~7 人）	3	机能实验室
12	动脉血压的调节及传出神经系统药物对血压的影响 （综合性实验，每班分 12 组，每组 6~7 人）	4	机能实验室
13	呼吸运动调节及药物对其的影响 （综合性实验，每班分 12 组，每组 6~7 人）	3	机能实验室

周次	教 学 内 容 提 要	周学时	备注
14	尿液生成的影响因素及药物的作用 （综合性实验，每班分 12 组，每组 6 ~ 7 人）	4	机能实验室
15	设计性实验及论文写作 （设计性实验，视选题情况对各班进行分组）	4	机能实验室
16	设计性实验及论文写作 （设计性实验，视选题情况对各班进行分组）	4	机能实验室
17	设计性实验及论文写作 （设计性实验，视选题情况对各班进行分组）	4	机能实验室
18	实验操作考试 （综合性实验，视情况对各班进行分组考试）	4	机能实验室
合计	总项目数 18 个，讲授 1 次，验证性实验项目 1 个， 综合性实验项目 13 个，设计性实验项目 3 个	70	

附录五 病例讨论

病例一

女，62 岁。因"呕吐 12h 及剧烈腹痛"入院。检查发现患者肥胖，血压 12/9.06kPa（90/68 mmHg），心率 116 次/分，腹壁紧张，无肠鸣音。手术发现有一段回肠已坏死，于是切除 35cm 长的肠段，然后进行肠吻合。

术后第 3 天晚上切口裂开，于是进行再缝合，置引流管，静脉滴注 10% 葡萄糖溶液 1000ml，血压升至 17.9/7.73kPa（134/58mmHg）。半夜，护士发现滴注管的针头内已凝血，其他的表浅静脉均因穿刺过而不能再用，医生想到肠腔具有巨大的吸收面积，因此通过引流管向肠腔内滴注 10% 葡萄糖溶液 1000ml，2h 后发现患者无反应，血压 7.33/? kPa（55/? mmHg），立即做静脉切开，输入血浆，患者逐渐恢复正常。

讨论：

1. 此患者的水、电解质代谢发生了怎样的紊乱？

2. 输液治疗的病理生理原则是否合理，为什么？

病例二

女，80 岁。因"高血压 5 年，心悸气短 4 年，加重 3 天"入院。

5 年前出现头痛，血压增高为 29.3/16～17.3 kPa（220/120～130 mmHg），但未经系统降压治疗。1 年后出现心悸、气短，尤以活动后明显，自觉体力活动受限，上二楼需要休息 1～2 次，并出现夜间憋醒的情况，住院治疗有所好转。3 天前由于"着凉"后出现发热、咳嗽、呼吸困难、喘促，再次入院。

体检：体温 40.5℃，脉搏 186 次/分，血压 18.7/12kPa（140/90 mmHg），呼吸 21 次/分。口唇发绀，心率 186 次/分。

血气化验结果：pH7.5，$PaCO_2$ 2.67kPa（20.4mmHg），PaO_2 8.53 kPa（64mmHg），HCO_3^- 16.1mmol/L，BE^- 4.1mmol/L，Na^+ 126.3mmol/L，K^+ 3.93mmol/L，Cl^- 93.8mmol/L。

讨论：

1. 根据症状、体检与病史可对本病例做出哪些初步诊断？

2. 本病例出现哪些酸碱失衡？诊断指标是什么？

病例三

男，22 岁，体重 50kg。因车祸受伤，发生多发性肋骨骨折，昏迷，急诊入院。体检见患者意识不清，烦躁不安，呼吸困难，颜面发绀，心搏加快，多个肋骨骨折。X 线显示右肺挫伤，脑部 CT 示左脑挫伤。动脉血气检查结果：PaO_2 6.67kPa（50mmHg），$PaCO_2$ 9.06kPa（68mmHg），pH7.25。住院后立即开始鼻插管，以低浓度、低流量给氧，并限制液体摄入量，给糖皮质激素治疗，患者逐渐恢复，动脉血气检查亦恢复正常。

入院 48h 后，又发生进行性呼吸困难，颜面发绀，低氧血症：PaO_2 6.4kPa（48mmHg），$PaCO_2$ 3.73kPa（28 mmHg），pH 7.58。主要体征为：体温 39℃，脉搏 150 次/分，呼吸 24 次/分。肺动脉插管显示：肺动脉楔压 5.33/2kPa（40/15mmHg）。血培养细菌阳性。于高浓度给氧及 PEEP（呼气终末正压通气，即机械通气）。抗生素治疗后，患者最后完全恢复。

讨论：

1. 两次低氧血症的直接原因是什么？发病学环节有哪些？诊断是什么？

2. 呼吸衰竭的最可靠而简洁的诊断指标是什么？为什么？

3. 本病例出现哪些酸碱紊乱？诊断指标有哪些？

4. 分析讨论两次治疗的不同，为什么？

病例四

男，68 岁。因"夜尿增多 5 年，血液透析 3 年多，发热、夜间不能平卧 1 天"入院。

5 年前无明显诱因出现夜尿，每晚 8～10 次，量 1000～1500ml，无尿急、血尿。同年 11 月无诱因出现头痛，并以高血压入院。测血压 32～37.3/17.3 kPa（240～280/130mmHg）。肾功能检查：BUN110mmol/L、Cr 7.3mg/L、Hb 96g/L。诊断为慢性肾衰竭，氮质血症，肾性高血压。治疗两周后好转出院。3 年前因高热，伴胸闷、夜间不能平卧，出现双下肢水肿入院。诊断为慢性肾功能不全，尿毒症。血液透析治疗维持（每周 2 次），治疗后有好转。1 天前再次出现发热，体温 38℃。厌食、恶心、胸闷、夜间不能平卧，以尿毒症、肺内感染入院。每日尿量 1000ml，无双下肢水肿。再次入院检查：消瘦，结膜苍白，体温 38℃，脉搏 85 次/分，血压 22.7/13.3 kPa（170/100mmHg），呼吸 24 次/分，心率 120 次/分。肾功能检查：BUN 14.47mmol/L（40.47mg%），Cr 484.63mmol/L（5.4mg%），Na^+ 142.4mmol/L，K^+ 4.03mmol/L，Cl^- 99mmol/L，pH 7.484，$PaCO_2$ 4.13kPa（30.9mmHg），PaO_2 9.2kPa（69mmHg），HCO_3^- 23.4mmol/L，BE^- 1.4mmol/L，SO_2 95.1%。

讨论：

1. 对本病例做出哪些初步诊断？根据是什么？

2. 本病例出现哪些酸碱失衡？诊断指标是什么？

附录六　PBL 教学案例
——女中学生农药中毒后的救治

一、教学纲要

1. **中心内容**　有机磷酸酯类农药中毒的临床表现和防治措施，胆碱酯酶复活药的作用及临床应用。

2. **病例题目**　农药中毒后瞳孔极度缩小的女中学生。

3. **学习目的**　熟悉有机磷酸酯类农药中毒的毒理、症状及防治原则；胆碱酯酶复活药的作用及临床应用。

4. **教学目标**

（1）要点：有机磷酸酯类农药中毒的机制、症状及防治原则，碘解磷定、氯解磷定的作用及临床应用。

（2）扩展：有机磷中毒的诊断标准与抢救措施。

5. **教学进度**　2 学时。

6. **素质培养**　临床医学素质、循证医学素质和医德素质的培养。

二、病例和治疗

【第一部分】

杨某某，女，17 岁，吉首市矮寨人，市三中学生，因昏迷不醒于 2013 年 9 月 8 日 4 时送入我校附一院就诊。

家属代述患者于 8 日凌晨 3 时被家人发现昏睡在床，呼之不应。床旁放置有敌敌畏农药味的矿泉水瓶，床旁有大量呕吐物，为胃内容物。房中可闻及较浓农药味。患者口吐泡沫，呼吸急促。家人立即将其送至吉首大学附属第一医院急诊科诊治，急送洗胃室洗胃，途中大便失禁一次，病后无抽搐。

查体：体温 36.8℃，脉搏 138 次/分，呼吸 38 次/分，血压 107/69mmHg，SPO_2（血氧饱和度）88%（正常高于 94%）。呈急性重病容，浅昏迷，口唇发绀，呼吸有农药味，口唇有泡沫样分泌物，全身皮肤湿冷，双瞳孔约 1mm，对光反射迟钝，弱视。双肺呼吸音增粗，可闻及大量湿啰音；心率因呼吸音粗而听不清。腹部无特殊，四肢肌张力正常。

【思考】

（1）敌敌畏为何种类型农药，该类农药中毒的机制是什么？

（2）该中毒学生有哪些异常体征？根据以上病史及体征可做出何初步诊断？

【思维关键点】

房中有口服敌敌畏农药迹象，呼吸及呕吐物有农药味，瞳孔小、口有白色泡沫，呼吸急促。

【第二部分】

接诊周医生立即下达以下医嘱：

1. 清除毒物

（1）送洗胃室进行洗胃

思考：不同种类有机磷中毒时洗胃液应如何选择？肠内农药该如何清除？本例患者洗胃后可否用硫酸镁导泻？

（2）血液灌流。

2. 给予特效解毒药 M 受体阻断药——阿托品+长托宁：静脉注射阿托品达阿托品化。阿托品 20mg 静脉注射，30min 后患者口角分泌物消失，双瞳孔约 5mm，对光反射迟钝，双肺呼吸音可，未闻及湿啰音。长托宁 1mg 肌内注射，90min 后患者瞳孔约 3mm，对光反射灵敏，双肺呼吸音增粗，可闻及少许湿啰音。静脉注射阿托品 5mg，瞳孔仍约 3mm，再次静脉注射阿托品 5mg，瞳孔约 5mm。阿托品维持（阿托品 50mg+5% 葡萄糖 500ml 静脉滴注，120ml/h，根据心率等阿托品化指征调滴速，肺部啰音消失，调阿托品滴速至 120ml/h）。1h 后患者烦躁不安，瞳孔 5mm，调阿托品滴速渐至 60ml/h，患者仍烦躁，停用阿托品。

（2）胆碱酯酶复活药：氯解磷定 2.0+葡萄糖 250ml，每 6h 滴注 1 次，次日改为每 8h 1 次，第 4 日后停药。

3. 吸氧 给予口鼻吸氧。

4. 抑酸护胃 泮托拉唑注射剂 40mg+生理盐水 100ml 静脉滴注，其他对症支持处理。

5. 心电多功能监护 行心电监护。

6. 进行如下检查 血常规、尿常规、心肌酶谱、胆碱酯酶、肝功能、血气分析、电解质检查，每小时测生命体征 1 次。

【思考】

（1）如何判断是否达到阿托品化？为何在给予 M 受体阻断药 90min 后出现病情波动？阿托品可解救有机磷中毒的哪些症状？如何预防阿托品过量中毒？

（2）长托宁与阿托品相比作用有何区别？

（3）氯解磷定解救有机磷中毒的作用机制，对不同种类有机磷农药中毒解救效果有何区别？

实验室检查报告：

白球比	1.0	↓	1.5～2.5	g/L
总胆红素	11.0		3～22	μmol/L
直接胆红素	1.0		0～4.8	μmol/L
间接胆红素	10.0		0～18	μmol/L
谷丙转氨酶	42	↑	0～40	U/L
谷草转氨酶	70	↑	0～40	U/L
碱性磷酸酶	114		38～126	U/L
氨酰转肽酶	15		12～73	U/L
胆碱酯酶活力	300	↓	4650～12220	U/L
尿素	3.00		2.5～7.1	mmol/L
肌酐	58	↓	62～133	μmol/L
尿酸	291		149～446	μmol/L
葡萄糖	9.20		3.6～6.1	mmol/L

【思考】

（1）胆碱酯酶活性降低与有机磷中毒程度有何关系？根据上述病史、体征与实验室检查结果思考有机磷中毒的诊断标准有哪些？

（2）重度有机磷中毒患者最常见的死因是什么？

三、问题讨论

（1）有机磷农药中毒的解救原则是什么？

（2）阿托品与氯解磷定对有机磷中毒的解救特点各是什么？为何二者合用效果更佳？

（3）胆碱酯酶复活药解除有机磷中毒的作用机制、常用药物、不良反应分别是什么？

四、课件汇报

请以小组为单位制作课件，汇报有机磷酸酯类农药中毒毒理、症状、解救原则、解救药物种类及各自的解救特点；同时进行课件展示和评比，教师进行评估并作为形成性评价考核的内容之一。

附录七　BL-420E 生物机能实验
系统操作标准及评分

一、BL-420E 生物机能实验系统的操作和评分细则

序号	考核环节名称	实验操作内容设置	分值	实际得分	备注
1	开启计算机				
2	连接换能器		5分		
3	BL-420E 系统启动		5分		
4	工具条设置		3分		根据项目设置
5	实验人员填写		2分		如实填写
6	实验相关数据填写		5分		
7	调零		5分		
8	编辑与添加特殊实验标记		10分		
9	实验项目选择及信号采集	根据所选实验分步计分	20分		抽签或教师指定项目

　　1. 神经肌肉标本的制备，不同强度及频率的刺激、肌肉松弛剂对肌肉收缩的影响
（虚拟或实体实验）

制备蟾蜍或蛙离体坐骨神经–腓肠肌标本（不做）

　　——实验系统连接和参数设置：进入系统软件窗口，从"实验项目"菜单中选择"肌肉神经实验"的"刺激强度与反应的关系"或"刺激频率与反应的关系"实验模块。实验模块选择之后，系统将自动设置该实验所需的各项刺激参数并自动启动刺激（4分）

　　——刺激强度对骨骼肌收缩的影响（8分）

　　——刺激频率对骨骼肌收缩的影响（8分）

　　2. 电解质及药物对离体心脏活动的影响（虚拟或实体实验）

离体蛙心的制备（不做）

　　——实验系统连接及参数设置：从"实验项目"菜单中选择"循环实验"的"蛙心灌流"实验模块，启动数据采样，进入实验状态（4分）

　　——记录正常的心搏曲线（4分）

　　——高钠任氏液灌流及冲洗（4分）

——高钾任氏液灌流及冲洗（4分）

——高钙任氏液灌流及冲洗（4分）

——0.01%肾上腺素溶液灌流及冲洗

——0.001%乙酰胆碱溶液灌流及冲洗

说明：考试时可任选4个处理因素作用后的4段曲线作为实验结果

3. 实验性高血钾及其救治（可实体实验考试）

称重、麻醉和固定家兔（4分）

——用针型电极分别插入家兔四肢皮下导联连接（4分）

——描记实验前的正常心电图波形

——急性高血钾模型的制作：从耳缘静脉滴入2%氯化钾（15～20滴/分）（4分）

——观察记录、观察心电图波形的变化规律，出现P波低压增宽、QRS波群低压变宽和高尖T波时，描记存盘（4分）

——抢救（4分）（抢救药物10%氯化钙2mg/kg或4%碳酸氢钠5ml/kg，或葡萄糖–胰岛素溶液7ml/kg）

4. 动脉血压的调节及传出神经系统药物对血压的影响（虚拟或实体实验）

家兔的捉拿、麻醉与固定（交叉背位固定）

——颈部血管、神经、气管分离术

——建立静脉给药通路

——选择实验项目循环之动脉血压的调节，并预设相关参数，打开与血压换能器相连接的三通开关和动脉夹，并记录正常的血压波（4分）

——静脉注射肾上腺素0.5ml/kg，观察兔血压变化的情况（4分）

——静脉注射去甲肾上腺素0.5ml/kg，观察兔血压变化的情况（4分）

——静脉注射异丙肾上腺素0.5ml/kg，观察兔血压变化的情况（4分）

——静脉注射酚妥拉明0.5ml/kg，观察兔血压变化的情况（4分）

——静脉注射肾上腺素0.5ml/kg，观察兔血压变化的情况

——静脉注射去甲肾上腺素0.5ml/kg，观察兔血压变化的情况

——静脉注射普萘洛尔0.5ml/kg，观察兔血压变化的情况

——动脉放血50ml，观察兔血压变化的情况

——动脉放血100ml，观察兔血压变化的情况

——注射待研究的湘西民族药物，观察血压变化的情况

——安乐处死家兔。

说明：考试时可任选4个处理因素作用后的4段曲线作为实验结果

5. 呼吸运动调节及药物对其的影响（虚拟或实体实验）

家兔的捉拿、麻醉与固定

——气管插管：即沿颈部正中切开皮肤，分离气管并插入气管插管

——分离出颈部两侧迷走神经，穿线备用

——实验系统连接

将系有线的弯钩大头针钩在胸廓活动最明显部位的胸壁上，线的另一端垂直系于张力换能器感应片小孔上，换能器与计算机第 1 通道插孔相连，从实验项目框中找出呼吸实验的呼吸运动调节项，开始记录呼吸运动正常曲线（4 分）

——增加吸入气中的 CO_2 浓度观察呼吸运动曲线的变化（4 分）

——缺氧观察呼吸运动曲线的变化（4 分）

——增大无效腔观察呼吸运动曲线的变化（4 分）

——血液中酸性物质增多时观察呼吸运动曲线的变化（4 分）

——给药后（哌替啶）观察呼吸运动曲线的变化

——剪断迷走神经观察呼吸运动曲线的变化

说明：考试时可任选 4 个处理因素作用后的 4 段曲线作为实验结果

10	实验数据保存	5 分	
11	图形剪辑	10 分	
12	剪辑图形粘贴及整理	5 分	
13	反复图形剪辑与粘贴	5 分	
14	剪辑结果保存	8 分	
15	退出 BL-420E 系统	5 分	
16	退出 BL-420E 外置盒	5 分	
17	关闭 BL-420E 外置盒电源及电脑关机	2 分	
	合计	100 分	

二、家兔颈部手术操作要点及评分标准（仅限临床医学专业）

1. 捉拿（5 分） 用右手抓住兔颈部皮肤（不能抓两耳），轻轻将兔提起，迅速以左手托其臀部，使动物体重主要落在抓取者的左掌心上，以免损伤动物颈部。

2. 称重（5 分）

3. 麻醉（15 分） 一般采用耳缘静脉注射。兔固定箱固定好动物，操作者将注射部位的毛拔去并用乙醇棉球涂擦。用左手食指和中指夹住静脉近心端，拇指绷紧静脉远心端，再用右手指轻弹或轻揉兔耳，使静脉充分暴露。右手持注射器，从静脉远心端穿刺入血管内。如推注无阻力、无皮肤隆起发白，回抽有血，即可移动手指固定针头，缓慢注入药液。拔出针头时要用棉球压迫针眼并持续数分钟，以防出血。

若耳缘静脉麻醉多次失败，可采用臀部肌内注射。注射时助手用右手抓住两前肢，左手抓住两后肢，固定好动物。操作者将臀部注射部位被毛剪去，乙醇棉球消毒皮肤后，右手持注射器，使注射针与肌肉成 60° 角，一次穿刺入肌肉中。注射药液前，先回抽针栓，如无回血则可注射药液。

麻醉的基本原则：当呼吸突然变深变慢，角膜反射的灵敏度明显下降或消失，四肢和腹壁肌肉松弛，皮肤夹捏无明显疼痛反应时（用止血钳或镊子夹皮肤），应立即停止给药。

4. 固定（15 分） 采用交叉背位固定法。缚绳打活结绑缚在四肢踝关节上，然后将两后肢拉直，把缚绳的另一头缠绕于家兔手术台后缘的固定柱上打死结固定。再将绑前肢的绳子在家兔的背部穿过，并压住其对侧前肢，交叉到兔手术台对侧的固定柱上打死结固定。最后用棉绳固定头部：用一根粗棉绳钩住兔两颗上门齿，将棉绳拉直后在手术台的固定柱上绕两圈后再打死结固定。

5. 气管切开及插管术（25分）　将已经麻醉好的兔背位固定在兔手术台上，用粗剪剪去颈部被毛，根据动物大小在颈正中线从甲状软骨下到胸骨一次性划开 5~8cm 的切口（执弓式执刀法）。用止血钳纵向钝性分离皮下组织，可见到胸骨舌骨肌，沿左、右两侧胸骨舌骨肌肌间隙分离肌肉，并将两条肌肉向外侧牵拉以充分暴露气管。再用止血钳将气管与背侧的结缔组织和食管分离，游离一段兔气管，并在其下穿线备用。用手术剪于甲状软骨下 3~4 软骨环处做倒"T"形切口，气管上的切口不宜过大、过小，如气管内有出血或分泌物可用棉球擦净。然后将气管插管由切口处向胸腔方向插入气管腔内，用备用线结扎导管，并固定在气管插管的分叉处，以防导管滑脱。如果发现气管内有出血或分泌物，应拔出插管，清除干净后重新插管。

6. 颈部神经及颈总动脉的分离（10分）　在气管的一侧用拇指和食指将皮肤和肌肉提起并外翻，同时用另外三指在皮肤外向上顶，便可看见与气管平行的颈总动脉鞘。用浸润了生理盐水的棉球顺着血管走向轻轻拭去血液后分离颈总动脉鞘膜，将颈总动脉移向一旁，看清与其伴行的一束神经，其中迷走神经最粗且明亮，交感神经次之而光泽较暗，最细的是减压神经。减压神经位于两者之间，常与交感神经紧贴在一起。但是减压神经的位置变异较大，应仔细辨认清楚后用玻璃分针将其分离出，并在下面穿线备用；再游离出一段颈总动脉（3~4cm）。

7. 颈总动脉插管术（25分）　这是一项常用的实验技术，能否顺利完成是整个实验的关键。

（1）术前准备：选择合适的动脉插管，将连接血压换能器塑料管及动脉插管内充满抗凝药（肝素生理盐水溶液），排尽里面的空气，夹闭与换能器相连接的塑料管备用。

（2）动脉插管：将分离好的颈总动脉尽量靠头端用线结扎。在近心端用动脉夹夹闭血管，在靠头端结扎线处用左手拇指和中指拉住结扎线头，食指从血管背后将血管轻轻托起，右手持眼科剪在靠近头端结扎线处与血管成锐角做"V"形切口，剪开血管直径的 1/3。将已准备好的动脉插管从切口处向心脏方向插入合适的长度，注意动脉插管插入前应滴加肝素抗凝。用线打双结结扎，再固定于导管的胶布上。松开动脉夹可见导管内液体随心搏而波动。用棉线在动脉夹夹闭血管处的近心端结扎血管，然后拔出动脉夹并于耳缘静脉注射空气处死动物。

复习思考题

1. 简述家兔颈总动脉插管术的操作步骤。
2. 简述家兔颈外静脉插管术的操作步骤。
3. 简述家兔股动脉插管术的操作步骤。
4. 简述家兔股静脉插管术的操作步骤。
5. 简述家兔气管插管术的操作步骤。
6. 简述怎样复制急性代谢性酸中毒的动物模型并进行治疗。
7. 简述怎样复制家兔急性中毒性肾衰竭模型。
8. 机能学实验中使用了哪几种麻醉方法对动物进行麻醉？
9. 简述家兔输尿管插管的操作步骤。
10. 简述家兔膀胱插管的操作步骤。
11. 简述制备蟾蜍坐骨神经干标本的操作步骤。
12. 简述制备蟾蜍离体工作心的操作步骤。
13. 如何复制失血性休克的实验动物模型？
14. 如何复制急性气胸和胸腔积液的实验动物模型？
15. 对实验性气胸和胸腔积液应怎样救治？
16. 如何复制急性 DIC 的实验动物模型？
17. 怎样对实验性有机磷酸酯类中毒动物进行解救？
18. 复制实验性肝功能受损的方法有哪些？
19. 有哪些方法能复制动物实验性肾衰竭？
20. 应怎样救治实验性失血性休克？
21. 对动物实验性高钾血症应如何救治？
22. 动物实验中常用的给药方法有哪些？
23. 实验报告的写作应包含哪些主要内容？
24. 医学科学研究的主要研究方法有哪些？